骨伤名家邓晋丰治疗颈腰腿痛学术经验集

主　编　陈博来　李永津

中国中医药出版社
·北　京·

图书在版编目（CIP）数据

骨伤名家邓晋丰治疗颈腰腿痛学术经验集 / 陈博来，
李永津主编 . —北京：中国中医药出版社，2019.9
ISBN 978 - 7 - 5132 - 5639 - 1

Ⅰ . ①骨… Ⅱ . ①陈… ②李… Ⅲ . ①颈肩痛—中医
临床—经验—中国—现代 ②腰腿痛—中医临床—经
验—中国—现代 Ⅳ . ① R274.915

中国版本图书馆 CIP 数据核字（2019）第 142626 号

中国中医药出版社出版

北京经济技术开发区科创十三街 31 号院二区 8 号楼
邮政编码　100176
传真　010-64405750
赵县文教彩印厂印刷
各地新华书店经销

开本 880×1230　1/32　印张 7.25　字数 141 千字
2019 年 9 月第 1 版　2019 年 9 月第 1 次印刷
书号　ISBN 978 - 7 - 5132 - 5639 - 1

定价　35.00 元
网址　www.cptcm.com

社 长 热 线　010-64405720
购 书 热 线　010-89535836
侵 权 打 假　010-64405753

微信服务号　zgzyycbs
微商城网址　https://kdt.im/LIdUGr
官 方 微 博　http://e.weibo.com/cptcm
天猫旗舰店网址　https://zgzyycbs.tmall.com
如有印装质量问题请与本社出版部联系（010-64405510）
版权专有　侵权必究

《骨伤名家邓晋丰治疗
颈腰腿痛学术经验集》

编 委 会

中医作为中华传统文化的重要组成部分，几千年来历经风雨，如今已形成了磅礴宏大、独树一帜的理论体系，依然焕发着强大的生命力。

当前，国家对中医药传承工作十分重视，出台了很多切实可行的举措，中医药界的同道也进行了大量卓有成效的探索和实践。1990年国家中医药管理局启动了全国老中医药专家学术经验继承工作，至今已开展了6个批次，培养了大量的高层次中医药人才；在"十五"和"十一五"计划期间，国家将200多位全国名老中医的学术经验总结和传承列入科技支撑计划进行重点研究；在《国务院关于扶持和促进中医药事业发展的若干意见》中明确提出要做好中医药继承工作，研究名医的学术思想、技术方法和诊疗经验，总结中医药学重大学术创新规律；在《中医药事业发展"十二五"规划》中又明确提出"开展名老中医药专家学术思想及临床诊疗经验的传承研究"，并于2010年启动了全国名老中医传承工作室建设项目，中医学术流派传承工作室项目也在进行中；全国中医药学家学术传承高层论坛至今已举办了七届。

中医骨伤科学是中医药的重要组成部分。邓晋丰教授作为广东省中医院骨伤科的奠基人之一，其行医五十余年以来，积累了丰富的临床经验，形成了自己独特的诊疗学术思想。我与邓晋丰教授共事亦逾五十载，其为人正直，待人谦和，尤其在培养后人方面，倾己所有，从不有所保留，在行业内树立了典范。欣闻"邓晋丰全国名老中医药专家传承工作室"诸位弟子对邓晋丰教授的学术思想和经验已做了较为深入的总结，拟编撰出版《骨伤名家邓晋丰治疗颈腰腿痛学术经验集》，并求序于我，我乐而为之。

中医的发展，重在传承，更重在创新，希望此书能为诸多中医从业人员带来临床指引和启发。

禤国维

2019 年 5 月于广州

前言

为贯彻落实《中医药发展战略规划纲要（2016—2030年）》，加强名老中医药专家学术经验传承，国家中医药管理局开展了2016年全国名老中医药专家传承工作室建设项目，批准成立了"邓晋丰全国名老中医药专家传承工作室"。邓晋丰教授现为广东省中医院骨科主任导师，国家中医药管理局重点专科——骨伤科学术带头人，享受国务院政府特殊津贴。

邓晋丰教授出生于广东五华，从小受家庭影响。他认为医生是一个救死扶伤的高尚职业。而中医源自祖国博大精深的传统文化，因此长大后当一名医术高明、能为病人解决痛苦的中医是他从小立下的志愿。1957年，他以第一志愿考入广州中医学院（现广州中医药大学），1963年毕业，成绩优异的他被分配到广东省中医院工作，从此踏上了中医骨科五十余年的临床探索之路。

早期的广东省中医院骨科主要以中医传统正骨手法和夹板为主治疗创伤病人，当时在岭南伤科名家何竹林和蔡荣教授的带领下，省中医院骨科具有鲜明的岭南伤科特色，在当地深受患者欢迎。邓晋丰教授在他们的教导下，拥有深厚的岭南伤科理论知识和实践动手能力，精于综合治疗各类骨伤科疾病。

年轻时的邓晋丰教授认为广东省中医院骨科的发展，既要继承岭南伤科的传统特色，又要具备现代骨伤科的最新理论和治疗方法。因此邓晋丰教授曾多次到北京、上海进修学习，大胆运用西医技术，打破中医无手术的观念。当时所开展的手术技术，在全国都处于领先水平，为中医院的骨科发展开辟了前所未有的新局面。邓晋丰教授以"古今手术，祛邪匡正；中西合参，救死扶伤"看待手术，认为手术是千百年来中医治病救人的重要手段，从《三国志》里对三国时期华佗为关羽刮骨疗毒的描述就可以看出，手术在中国古代早已有之，因此手术是"既姓中，又姓西"，中医骨科要加强竞争，也要发展手术，同时还要积极探索围手术期中医药治疗的特色与方法，在中医骨科领域探索出一条"以中医理念为指导思想，以现代手术为竞争手段，以中医治疗为临床特色"的学科发展之路。"肾主骨""以通为用""岭南骨伤特色"组成了邓晋丰教授的学术体系，呈三足鼎立之势，既继承和发扬了传统中医理论的精华，又融入了西医学的长处，同时强调因人、因时、因地制宜，构建了"以中医为主，中西结合"的医学模式。

在专科发展的道路上，邓晋丰教授坚持"走出去，请进来"，鼓励大家外出进修，多与外界交流，多学习他人的先进诊疗技术和学术思想，并聘请多名西医专家为主任导师，以指导专科的发展。在他的带领下，学科规模扩大、综合能力提高，同时通过拜师学习和经验总结，其中医特色疗法得以继承和开展，形成了中医特色优势明显、综合能力强的骨科，在全省和全国有一定的影响力。其本人多次外出讲学，并连续两届担任广东省中医药学会骨伤科专业委员会主任委员，使广东省中医院骨伤科一跃成为国家级重点学科和"211工程"重点学科，同时拥有国家级重点专科一个（骨伤科）和省级重点专科专病4个（脊柱专科、颈椎病专病、关节专科和骨病骨肿瘤专科）。

从事中医骨科工作半个世纪，邓晋丰教授始终以慈和、谦卑、正直作为人生准则，视孙思邈《大医精诚》中"先发大慈恻隐之心，誓愿普救含灵之苦"为座右铭。用心与病人交流，排解病人的焦虑与疑惑，深得爱戴与称赞。对同事、对弟子、对学生均一视同仁，且为人谦和，胸怀坦荡豁达，不故步自封，愿意让后起之辈超越自己，以自己学生的成就而骄傲，显露出人性的光辉与大家风范。邓晋丰教授作为硕士、博士生导师和博士后指导老师，先后培养了20多名硕士、博士，同时作为广东省带徒名中医，在院内和院外带徒多名，这些学生和徒弟在各自的岗位上已成为骨干力量，许多人已成为硕士和博士生导师。

多年来，承蒙邓晋丰教授的谆谆教诲和倾囊相授，我等弟子以"邓晋丰全国名老中医药专家传承工作室"为平台，对邓晋丰教授的学术思想和经验进行了较为全面的整理和总结，编纂成《骨伤名家邓晋丰治疗颈腰腿痛学术经验集》，以表对邓晋丰教授的崇敬之意，以冀将其学术思想发扬光大。

邓晋丰全国名老中医药专家传承工作室

陈博来 李永津

2019 年 1 月于广州

目 录

第一章 岭南骨伤源远流长

一、岭南骨伤科溯源

中医骨伤科学是中医学的重要组成部分，其历史悠久，尤其在骨伤科技术方面积累了丰富的临床实践经验。它的技术性内容主要包括诊断技术、整复固定技术、骨伤科的器具与材料、功能锻炼技术及用药技术。

从公元4世纪葛洪创造的小夹板局部外固定法和颞颌关节脱位手法整复，到唐代蔺道人提出的"动静结合"固定原则，对肩关节脱位采用的"椅背复位法"，再到元代危亦林的"悬吊复位法"治疗脊柱骨折，清代吴谦归纳的摸、接、端、提、按、摩、推、拿的正骨八法，文献记载的内容代有增加，并逐步形成技术规范。近、现代中医骨伤科技术吸取了传统中医之精华，并紧密结合现代科学技术的发展，在前人的基础上又有新的进步。

岭南骨伤科在人民群众中享有崇高的威望，它以精确的理伤手法和独特固定方法以及行之有效的伤科用药经验著称于世。

二、岭南骨伤科名医辈出

近代广东骨伤科名医大都习武出身，故武林与医林在历史上有着较深的渊源。清末民初省港澳佛（广东省城即广州，以及香港、澳门、佛山）骨伤科名医有何竹林、蔡忠、蔡荣、李佩弦、管镇干、李干才、梁财信等。

（一）何竹林

何竹林，字炳燊，一名厚德，南海九江乡人。何氏八岁起即随广州光孝寺一老和尚（属少林派）习武学医，17岁练就一身功夫，时体格魁梧，膂力过人。18岁外出离家，沿途卖药行医，由广州经南雄珠玑古道入江西，走湖北，访河南，抵北平，后出关外直至哈尔滨，返粤时途经山东、江苏等地，历时 3 年，行程两万里，学识视野大为开阔。21岁起在广州长寿路开设医馆，救治外伤病人无数，甚至被枪械贯通切裂的危重患者亦能使之痊愈，故有"破腹穿肠能活命"的美誉。何氏从事骨伤医疗 60 年，学术上重视身体素质基本功训练，认为医者有强健的体魄是施行骨科手法的力量基础。其常用的外治手法有"牵导""屈伸""旋转""推挤"等，并善于运用物理力学原理。家传验方秘方甚多，计有驳骨散、生肌膏、驱风散、消毒水、百灵膏等，其中"何竹林跌打风湿霜"，临床上用于骨折脱位、软组织挫伤、腰腿劳损、风湿痹痛等症疗效显著。何氏于中华人民共和国成立后历任广东省中医院骨伤科主任，广州市第一、二、三届政协委员等职，主编教材《中医骨伤科学讲义》。

何竹林教授与广东省中医院渊源：广东省中医院骨伤科隶属于岭南骨伤科，中华人民共和国成立后，聘请当时被誉为全国骨伤科十大名家之一的何竹林为主任。何竹林内外兼修、武功深厚、医术精湛，善于手法整复骨折脱位、小夹板固定术，主张"骨科医师是一个优秀的内科医师加一双灵巧的手"。他德才兼备、德高望重，培养出一批学有专长的学术骨干，桃李满天下，如后来的黄宪章、岑泽波教授等俱出于其门下，不断推动着广东省中医院骨伤科的发展，使广东骨伤科在全国有一定的影响。

（二）蔡忠、蔡荣

蔡忠，又名高佬忠，雷州半岛海康县（现海康市）人。年少时师从戏班武师新锦（少林派嫡系洪熙官之四传弟子），勤学苦练，尽得其师武技、医术奥秘。民国初年，蔡忠在西关越秀南设跌打骨科医馆，号名"普生园"，每日求诊者络绎不绝，为民初西关一带有名的骨科医生。其所创"万花油"治疗骨折、刀伤、烫火伤等均有卓效，风行中外。他所经治的骨关节损伤，具有复位满意、功能恢复好、后遗症少的效果，尤擅长用非手术疗法治疗迟缓愈合性骨折，重视补益脾、肾，配合手法、熏洗等疗法。蔡忠医术传孙子蔡荣。

蔡荣（1921—1980），骨伤科教授，广东省名中医。

1947 年大学毕业后，秉承家学，操持日常医馆业务，远近闻名，深受患者欢迎。中华人民共和国成立后，为发展中医骨伤事业，1958 年，蔡荣受聘于广州中医学院（现广州中医药大学）骨伤科，历任讲师、副教授、教授，教研室主任、教务处处长。主持的科研课题"杉树皮夹板的力学性能与临床应用"获 1979 年广东省科技大会奖，对广东地区应用杉皮小夹板治疗骨折起到推动作用。主编《中医骨伤科学》《中国医学百科全书·骨伤科分册》等。

（三）李佩弦

李佩弦（1892—1985），广东新会人，著名武术家，西关正骨医家，自幼习南拳、客家拳，讲求武医结合。20 世纪 20 年代起，李氏在佛山、广西、广州等地筹创精武会，任精武会拳、刀、枪、剑、棍教练，历任中央精武会教务部主任、广州精武会会长；中华人民共和国成立后任广州市武术协会副会长、广州中医学院体育教研组主任、广东省武术协会副主席。李氏毕生致力于尚武健身，振兴中华。擅用点穴理伤法治疗各类软组织损伤，其手法开合有度、刚柔相济，强调骨折患肢早期从事合理的功能锻炼的重要性。治疗劳损诸症用药主张益气健脾、养血荣筋。

李佩弦善于总结经验，勤奋写作，1960 年编成《八式保健操》《气功大成》；1962 年和 1977 年编写《易筋经》《八段锦》两本书，均由人民体育出版社出版。1982 年开始，他在《武林》杂志发表了少林合战拳 1～4 路，尚存遗稿有《气功概论》《鹰爪十路行拳》《少林五战拳》等。他曾在《新中医》《羊城晚报》《广东体育文史》等刊物上发表过数十篇文章，为宣传武术和医学做出了贡献。其传人为李家驹、林应强等。

三、岭南骨伤科的传承与发展

（一）广东省中医院骨伤科为岭南骨伤科继承单位

广东省中医院骨伤科既是岭南伤科的继承单位，也是岭南骨伤科名家何竹林、蔡荣的工作单位。该院骨伤科传承脉络清晰，名家弟子众多，保留先贤经验、学术思想最为丰富，理应承担起传承岭南骨伤科的重任。

广东省中医院骨伤科隶属于岭南骨伤科，传承于岭南骨伤科何竹林、蔡荣一支，经过近 80 年的发展，逐渐奠定了广东省中医院骨伤科在岭南骨伤学界的领军地位。广东省中医院骨科建立于 1933 年，当时以门诊为主，主要利用中医传统方法治疗跌打损伤、骨折脱位等，历经抗日战争、解放战争等风风雨雨，迎来了中华人民共和国的成立。

何竹林过世后，聘请广东省骨科四大家的蔡荣出任主任，蔡氏出自名门，有深厚的文化修养和理论水平，精于综合治疗骨关节损伤，力倡"肾主骨"的学术思想，对中医骨科基础理论方面做出了贡献。

随着现代科技的进步，在继承的同时，广东省中医院骨科积极吸收现代先进的诊疗技术，坚持中西医结合的发展思路，不断发展壮大，涌现出了黄宪章、邓晋丰、严大波、刘金文等著名骨科名家和以林定坤为代表的大批中、青年业务骨干，大骨科医疗水平取得了迅猛发展。其中中医脊柱、骨关节、骨病骨肿瘤及创伤骨科是广东省中医药管理局重点专科，中医骨伤科是国家中医药管理局重点学科，同时为教育部和广东省高教厅"211工程"重点学科中医骨伤科的组成部分，在全国中医骨科界乃至东南亚骨科界具有重要的影响和地位。骨伤科在继承和发扬传统中医骨伤科技术的同时，注意吸取西医学中先进的科技成果，中西医结合，形成了自己的特色，疗效显著，享誉省港澳地区。

当代岭南骨伤科名家黄宪章主任是何竹林先生的入室弟子，深得何氏之家传。黄宪章，男，（1933—），广东新会人。20世纪60年代起，黄宪章即任广东省中医院骨科主任，为广东省保健医生。50多年来，一直坚持在医疗、科研、教学第一线工作。黄宪章主任继承我国南北两派正骨经验，中西医结合治疗骨伤疾患，以擅长正骨手法、精理骨伤疾患著称。黄宪章主任从2007年被聘为全国老中医药专家学术经验传承工作优秀指导老师、全国中医骨伤中心学术顾问，广东省政府授予其省名中医称号、省委保健医生。黄宪章主任的学术思想影响广泛，在岭南及其他地区均有骨伤科专家师从黄宪章主任，岭南骨伤科学术流派目前包括何竹林的第

第一章 岭南骨伤源远流长

一代弟子黄宪章；第二代弟子邓晋丰、严大波、肖劲夫、刘金文、钟熙权、洪明胜等；第三代弟子林定坤、刘军、陈博来、许少健、陈文治、许树柴、苏海涛、曹学伟、陈海云等；为数众多的进修医生及研究生也是黄宪章主任学术思想的继承人。

黄宪章主任曾说："中医骨伤科医师就是中医内科医师加上一双懂得续筋接骨的手。"他认为中医治疗骨伤科疾患的特色之一就是强调整体观念，中医内科医师的基本功，同样也是骨伤科医师的基本功。学习中医骨伤科，首先要学习中医经典著作和历代骨伤科文献。如果只重视复位手法和夹缚固定操作，而忽视基本理论学习，就会成为一个仅懂得操作的"工匠"，遇到危重证候便束手无策，甚至误人性命。

怎样才算是"一双懂得续筋接骨的手"呢？黄宪章主任认为，第一要懂得解剖学，特别是筋骨关节的解剖学；第二要有强健的体魄。他说："中医向来重视解剖，"解剖"一词出自《灵枢·经水》。《医宗金鉴》又提出学习手法时要先"识其体相"，就是说，学习骨伤科必先要学习解剖学。黄宪章主任在跟师何竹林的时候就曾听师父在学医之初，以一副骨骼标本用布包裹起来抚摸，再抚摸正常人体骨突位置，以判别畸形和复位效果、掌握手法。黄宪章主任又说："未学拳术，先学跌打；未学功夫，先学扎马。"可见中医骨伤科和武术关系极为密切。黄宪章主任自幼习武，目前仍坚持每日锻炼，年逾80但身子骨依然硬朗，行走如风，声如洪钟。其武术习于何氏，而何氏的武术渊源又来自河南嵩山少林寺，并集南派洪、刘、蔡、李、莫五大名家之长，然后又把武术与医术巧妙地结合在一起。黄宪章主任认为有强健的体魄，才有足够的力量，否则，到施行手法时就有心无力了。

黄宪章主任以精确的手法和独特有效的固定技术著称于世。他说："不通晓理、法、方、药、辨证施治就不是中医生；不懂理伤手法和夹缚固定就不是骨伤科医生。"他又说："骨伤科手法要眼到、心到、手到，懂得借助自身的体重，腰力、腿力、手力并用。拔伸牵引的主要力量来自腰腿，推迫捺正的力量来自手指。南拳北腿，搏击擒拿，可以锻炼人的灵巧和力量，太极气功可以锻炼人的柔韧和气质。此外，还要推杠铃，以练腰腿功，举石锁以练臂力，插沙袋、捏钢球以练指力。""无论理伤手法还是夹缚固定皆讲究力学，所以，学习骨伤科也要学一点力学原理，要向建筑工人、木匠学习。"黄宪章主任对肌肉发达的青壮年长骨干骨折而缩短明显者，喜用反折手法加以复位，他认为这种手法比较省力，但要注意避免损伤周围神经血管。他对肩关节前下脱位的复位手法是：伤者取坐位，术者握伤肢腕部，先外展肩顺势拔伸。在牵引下内收并上举肩即可，手法轻巧，伤者痛苦少。黄宪章主任的夹缚固定很符合生物力学原理，例如儿童前臂青枝骨折，断端骨膜及其附近的软组织的一侧已断裂，而另一侧尚保持完整，故复位后由于两侧张力不平

衡，若采用平均加压的外固定，容易造成重新成角畸形。但
黄宪章主任采用三点加压的夹板固定，则有效地解决了这一
问题。又如，股骨干骨折因周围肌力牵拉而发生缩短，成角
移位，复位后，须要有持续牵引力才能对抗这种缩短成角
力。对 3 岁以下的伤者，黄宪章主任除采用传统的四块夹板
加垫固定外，还多一块长夹板通过棉垫顶住伤肢腹股沟，把
伤肢置于髋120°、膝120°位置，利用小腿及足部悬空的重
力产生一个沿股骨干纵轴牵引的力，解决了重新缩短成角移
位的问题。

黄宪章主任严格遵循中医的理、法、方、药理论，既
用经方，也用时方；既用传统中药，也用岭南草药。对骨关
节损伤，他采用三期辨证论治。对脊椎骨折脱位合并脊髓休
克，他喜用王清任的补阳还五汤，他认为北芪、地龙两味药
对恢复神经功能有显著功效。对急性腰扭伤、大便秘结的里
实证，他采用桃仁承气汤加桑枝、过江龙。对慢性腰腿痛他
采用独活寄生汤加蜈蚣、蕲蛇之属。

黄宪章主任精通医学，还通晓多门学问，但他却学而
不厌，诲人不倦。一方面把自己擅长的骨伤科手法和夹缚固
定方法向弟子传授，另一方面，他孜孜不倦地向西医学习骨
关节放射学和手术知识。他说："中医骨伤科历史悠久，有
系统的理论和丰富的临床经验，但不应故步自封，不求上
进，应与现代科学相结合，利用声、光、电、化等设备，以
不断提高。"他又说："做一个骨伤科的大学教师要能做、能

讲、能写。不懂临床操作，缺乏临床经验，理论讲得天花乱坠，空洞无物，不切实际，就会误人子弟。但只会做，讲课不生动，学生缺乏趣味，就不能学到知识。"

以邓晋丰教授、严大波教授、刘金文教授为主导的第二代传人，为广东省名中医，活跃在临床第一线，为岭南骨伤科的中坚力量。他们在继承岭南骨伤科的同时，从不同的角度发展了岭南骨伤科。目前，广东省中医院骨伤科方面的著述逐渐增多，在继承的同时，学术思想逐渐形成。深入探究、挖掘历代骨伤科学术思想成了目前工作的重中之重。

（二）邓晋丰对于岭南骨伤流派学术思想的传承

邓晋丰，男，1938 年 11 月出生，1963 年毕业于广州中医学院医疗系（6 年制），主任医师、教授、博士生导师、博士后合作导师，广东省名中医、全国第二批带徒名中医，广东省中医药强省建设专项第二批名中医师承指导老师，享受国务院政府特殊津贴。2016 年经国家中医药管理局批准成立"邓晋丰全国名老中医药专家传承工作室"。现为广东省中医院骨科主任导师、国家中医药管理局重点专科骨伤科学术带头人。曾任广东省中医院大骨科主任，中华中医药学会骨伤科分会理事，第二届广东省中医药学会骨伤科专业委员会主任委员，广州市中医科技专家委员会成员，《中国中医骨伤科杂志》《关节外科杂志》编委等。主持了中央保健

第一章 岭南骨伤源远流长

局课题"老年性颈椎病的综合诊治"等国家级课题 2 项、省级课题 2 项，参与多项课题。曾获广东省中医药管理局科技进步二等奖（1998 年）、三等奖（2000 年），广州中医药大学科技进步二等奖（1998 年、2000 年）、三等奖（1999 年）。在省级以上杂志发表论文 50 多篇，主编出版了多部专著，包括：《中医骨伤证治》，广东人民出版社，2000 年，任主编；《中医临床诊治丛书·骨伤科专病》，人民卫生出版社，2000 年，任主编；《骨与关节退行性疾病的诊治》，广东科技出版社，1999 年，任主编；《现代疑难病中医治疗精粹》，广东科技出版社，1997 年，任副主编。

邓晋丰教授治学严谨，继承先贤理法，吸取现代新知，尊古而不泥古。从医 50 多年来一直从事骨与关节退变性疾病的中医药防治研究，擅长中西医结合诊治骨伤科疾病。在创伤骨科方面，对常见的骨与关节损伤采用传统中医方法处理，对复杂的损伤则结合西医学的最新成果加以处理，率先在广东省中医院骨科引进"AO"内固定技术、交锁髓内针固定等，术后配合中医辨证施治内外用药、合理的功能锻炼；对腰椎间盘突出症、颈椎病、腰椎管狭窄症、腰椎滑脱症和髋膝骨关节炎等退变性疾病，除采用按摩推拿、牵引理疗、内外用药等非手术疗法处理外，重症患者亦采用当时最先进的手术，疗效独特，在省内外及海外享有较高声誉；对骨关节退变性疾病，还强调体育锻炼的重要性。合理的体育锻炼，既是预防骨关节退变性疾病的有效措施，亦是巩固疗效、减少复发的重要方法。

邓晋丰教授自 1993 年起担任广东省中医院大骨科主任，率领各专科选择难点、热点问题进行突破，以临床工作为中心，除继续发扬传统中医疗法外，还紧跟西医学前沿，先后派出多人到各专业方向全国最好的西医院进修，不断引进各项先进的诊疗技术，手术的难度、复杂度以及数量有了明显的提高，先后开展了颈椎前后路手术、腰椎前后路减压手术＋椎弓根钉内固定、人工全髋、全膝置换术、肿瘤假体置换术及复杂四肢创伤手术、微创手术、关节镜手术等多项国内外较为领先的手术，综合能力大大提高，使广东省中医院的骨科水平得到飞跃性发展，在全国中医院处于领先水平。

邓晋丰教授认为"肾主骨"，肾精的盛衰与骨骼及周围组织的生长代谢有密切关系，脊柱退变性疾病以颈腰疼痛、转侧不利、四肢痹痛为主要表现，辨证应为肾虚痹阻的本虚标实之证，肾之精气不足为本虚，颈腰强直疼痛、转侧不利、四肢拘急、麻木不用为标实。本病多见于中老年人，机体的衰老与退变是其主要因素；且本病大多起病缓慢，病情反复、缠绵日久，根据中医"久病入络"的理论，多数患者兼有瘀阻，故临床骨科退变性疾病多属肾虚血瘀痹阻型，治法宜以补肾活血通络为主，对中老年人的退变性疾病提出补肾活血通络的治法，临床应用，疗效显著。据此还研制出温通胶囊和肾骨安胶囊等院内制剂，并在临床广泛使用，深受患者好评。对腰椎间盘突出症提出分六型、三期论治。六型包括风湿痹阻型、寒湿痰阻型、湿热痹阻型、气滞血瘀型、肾阳虚型、肾阴虚型，现已纳入临床路径用于对患者的辨证治疗，对临床治疗腰椎间盘突出症有深远影响。

第二章　邓晋丰主要学术思想

第一节　治疗颈椎病学术思想

邓教授认为颈椎病是一种退变性疾病，是由于颈椎间盘自然退行性变化过程中劳损及感受风寒湿等六淫外邪而导致的综合征。中医学将其归属于"痹证"范畴。认为正虚是其发病之基础，六淫侵袭是其发病的外在因素，颈椎病与肾的功能盛衰密切相关。邓教授从肾论治颈椎病，妙用补肾之法，疗效显著。现将邓教授治疗颈椎病的经验总结如下。

一、颈椎病与肾的关系

颈椎病多见于中老年患者，临床表现较为复杂，西医学按其常见症状和体征分为颈型、神经根型、脊髓型、椎动脉型和交感神经型五型，包括四肢、躯体至内脏等众多部位出现的异常。邓晋丰教授以中医学整体观分析，认为颈椎病的发生，固然由于劳损或感受外邪导致气血失和、痰瘀内结、经脉不遂，但其发生、发展均与肾密切相关。

第二章　邓晋丰主要学术思想

（一）肾虚是颈椎病发病的生理学基础

《素问·六节藏象论》："肾者主蛰，封藏之本，精之处也。"所谓精，据《灵枢·本神》为"生之来"者，即指先天之精气。这种生于肾之先天精气，即肾气，它对人体之生长、发育及形体之盛衰始终起着主导作用。正如《素问·上古天真论》指出"女子七岁肾气盛；二七而天癸至……七七，任脉虚，太冲脉衰少，天癸竭。丈夫八岁肾气实；二八肾气盛，天癸至……七八，肝气衰，筋不能动，肾衰，形体皆极"。不仅如此，肾的功能更是直接涉及与颈椎病发生相关的生理基础。早在《内经》中就明确指出，肾"其充在骨""肾生骨髓""肾主身之骨髓"。显然，椎间盘退变以及颈椎椎体的骨质增生、疏松都与肾气是否充盈、骨与髓能否得到滋养不无关系。颈椎病发生的病理基础是椎间盘退变，这是一种连续、渐进的过程。现代研究表明，椎间盘于人类20岁时便开始出现退变，而至50～60岁时日渐加重。这与《内经》所言肾气之盛衰变化是一致的。

（二）肾虚是颈椎病发生的病因学基础

《素问》认为"正气存内，邪不可干""邪之所凑，其气必虚"。气有先、后天之别，为肾、脾所主。先天之本在肾，后天之本在脾。先后天之气在疾病发生中均起着关键作用。《素问·金匮真言论》曰："夫精者，生之本也。"故中医学有"肾为百病之源"之说。显然，肾气充盈，将减少颈椎病发病之机会。肾精亏虚，导致人体正气不足，故而"风寒湿三气杂至"，方能"合而为痹也"。当然，肾之精气生成与消耗亦非孤立存在，与其他脏腑之盛衰亦密切相关。

（三）肾虚是颈椎病发展之病理学基础

肾气不足，不仅成为颈椎病发病之基础，亦成为颈椎病发展之基础，尤其当外邪内袭、由表及里时，肾气随之衰甚。《素问·痹论》曰："五脏皆有合，病久而不去者，内舍于其合也。故骨痹不已，复感于邪，必舍于肾。"可见，骨病日久，必累及肾，导致肾精益亏。肾"主骨、生髓"，为"十二脏之根"，故肾气亏损，则将祸及四邻，进而导致脏腑、骨节及全身各组织的病变。显然，颈椎病由表及里而演变为"五脏痹"，与肾精不足、五脏不安密切相关。

二、以通为治，因果并论

《灵枢·本脏》谓："经脉者，所以行气血而营阴阳，濡筋骨而利关节也。"督脉起于长强，入脊经腰，过脊、颈椎、止于龈交。石氏指出，肾督之阳气，为诸阳之主气，敷布太阳，通行少阴；润通脊、颈椎经脉之气血。颈椎之病，必出现肾督气化功能的阻遏，使上下不交，气血不贯。根据六经理论，邓晋丰教授阐述道：太阳膀胱经与少阴肾经互为表里，若少阴精血亏虚，肾气化生之源匮乏，则无力启督脉气，以致不能濡润太阳之表，难以推动周身脉气，从而阳气不利，经血不畅，日久气血易凝瘀于脉络之中。同时，少阴肾气乏力，以使太阳膀胱气化不利，气不化津，水精不布，水液不能滋养经脉，而结为痰湿，留滞于太阳气道。因颈背为诸脉会通之处，加之长期低头伏案闭阻气血通路，从而气滞血瘀凝于项背，形成今之所谓的颈椎病。此病证，推其因是肾督阴血亏虚，少阴经气弱滞，究其要为气血痰湿互结于太阳颈项。所以在临床治疗上，邓晋丰教授强调在固肾的基础上以通为治，在固肾强脊之中，通利祛邪，因果并论，标本兼治。经曰"邪之所凑，其气必虚"，又曰"痛则不通"。故颈椎病不论虚实，总有气机不利及脉道痰瘀阻滞之现象。因此，邓晋丰教授重视通畅气血、调达脉道在治疗颈椎病中的作用。

三、补肾法分期论治在颈椎病中的应用

肾虚是颈椎病的基本病理环节，因此邓教授在治疗颈椎病时始终贯彻补肾之理，但在具体应用时则宜分期进行论治，针对病证不同阶段的特殊性进行治疗。正如《存存斋医话稿续集》所云："治病初、中、末三法，大旨初宜猛峻，中宜宽猛相济，末治宜宽缓。"临床上，邓教授将补肾的学术思想贯穿于颈椎病不同阶段的治疗之中，结合五体痹、五脏痹进行论治，但每一阶段应用补肾法的意义各不相同。

（一）早期治疗

痹证初期，外感六淫之邪，正虚不显，病情轻浅，病势较缓，可从皮痹进行早期论治，不使外邪传变入里。《素问·痹论》云："痹在于皮则寒。"寒，在此处即指凝滞、收引，又有泛指外感之义。所以，颈椎病早期的辨证要点是颈项部僵硬、疼痛，并伴有外感表证，如恶风畏寒、头痛，或发热、汗出或无汗、苔薄白或黄、脉浮或滑等。所以，治疗上根据外感病邪之不同而施治。风寒者用桂枝汤或葛根汤，风热者用银翘散或桑菊饮，暑湿者用羌活胜湿汤。但对于老年患者或肾虚者，主张以祛除外感之邪为主。而佐以补肾之品，如补骨脂、杜仲、山萸肉、淫羊藿等，可助正气抗邪，驱邪外出。

（二）中期治疗

痹证中期，外邪入里传变，正气逐渐耗损，由实转虚，病情较重，病势较急。《素问·皮部论》曰："皮者，脉之部也。邪客于皮，则腠理开，开则邪入客于络脉，络脉满，则注于经脉。"可见，邪气入里，首先传于经络，故皮痹不已则传为脉痹。《素问·痹论》云："痹在于脉则凝而不流。"血凝不流则为瘀，若累及骨则为骨痹，累及筋则为筋痹，累及肌肉则为肉痹。所以，颈椎病中期主要表现是以疼痛剧烈、眩晕、麻木、酸楚、重着、屈伸不利、舌质紫、脉弦滑等为特点。这个阶段是以经络不遂、血脉闭塞为主，治疗上主张以活血祛瘀为法，方如血府逐瘀汤、身痛逐瘀汤、通窍活血汤或补阳还五汤等。气虚者合用补中益气汤，偏于湿热者合用当归拈痛汤，偏于痰湿者合用半夏白术天麻汤，偏于胆热者合用温胆汤。此时应用补肾药，常选用附桂八味丸或知柏地黄丸等进行加减，使肾气充足，一者可帮助消散瘀血，二者可以防止"骨痹内舍于肾"。此正合张仲景"见肝之病，知其传脾，当先实脾"及叶天士"务先安未受邪之地"的防治原则，可有效地阻止疾病的发展。

(三) 晚期治疗

痹证末期，正气不足，病情继续加重。《素问·痹论》曰："五脏皆有合，病久而不去者，内舍于其合也。故骨痹不已，复感于邪，内舍于肾；筋痹不已，复感于邪，内舍于肝：脉痹不已，复感于邪，内舍于心；肌痹不已，复感于邪，内舍于脾；皮痹不已，复感于邪，内舍于肺。"可见，五体痹日久不愈，耗伤正气，可继续传变为五脏痹。所以，颈椎病晚期，五脏亏虚，精气不足，经脉不遂，不荣则痛。邓教授认为五脏虚损多以肝、脾、肾三脏亏虚为主，但由于肾精为脏腑阴阳之根本，故治疗上以补肾填精为主，常用地黄饮子加减治疗，兼以健脾、养肝。对于肾虚者，用药先须审辨阴阳，肾阴虚可出现腰酸、盗汗、溲赤、夜寐欠安、虚烦不宁、口苦咽干、舌红少苔、脉细数等，可采用熟地黄、何首乌、黄柏、知母、鳖甲、女贞子、旱莲草、龟板胶或左归丸等以滋补肾阴。而肾阳虚可出现面色㿠白、大便溏薄、小便清长、夜尿频多、纳呆、形寒肢冷、舌胖苔白滑、脉沉细等。可采用巴戟天、肉苁蓉、淫羊藿、杜仲、菟丝子、补骨脂、鹿角胶或右归丸等方药以温补肾阳。颈椎病晚期，可出现阴阳两虚，故治疗当以阴阳双补。

（四）痛重的治疗

邓晋丰教授在治疗以痛证为主的颈椎病时，认为与血瘀有密切的关系，无论是风、寒、湿等外邪入侵还是积累性损伤，必然在发病的过程中出现血瘀的病机，结合其病机的情况，在各种治法中加上活血化瘀之法。当病机非血瘀为主时，则作为辅助的治法，当病机以血瘀为主时，则重用活血化瘀之法。如合并风寒阻络者，以羌活、白芷配以川芎、红花以祛风散寒佐以活血；气血不足者则以益气养血为主，佐以活血化瘀，用八珍加丹参、鸡血藤、田七；肾阳虚以温肾壮阳为主，佐以活血化瘀，常用附片加川芎、红花；肝肾阴虚者以滋阴养肾为主，以六味加桃仁、赤芍。

四、用药规律分析

在治疗颈椎病的临床用药配伍中，邓晋丰教授亦重视根据不同兼夹症状，施以不同的治疗方法。所谓知犯何逆，随证治之，以求治病切合病机，达到理想的治疗效果。如此随证加减变化，不一而足。这些具体体现了邓晋丰教授用药抓主症、顾兼夹、有步序、预变化的治病思想。

（一）常用方药

邓晋丰教授常用牛蒡子、僵蚕、葛根、天麻、桂枝、芍药、甘草、山甲片、当归、黄芪、南星、防风、全蝎、草乌、磁石、狗脊、羌独活、潼白蒺藜等。其中，牛蒡子祛痰散结、通舒十二经脉；僵蚕化痰通脉、行气化结；葛根升阳解肌，以解项背强之苦；天麻消风化痰、清利头目；桂、芍调和营卫以通利太阳经脉；甘、芍酸甘化阴，养肝血以充肾阴，而缓急止痛；桂枝甘辛化阳，助膀胱气化，行太阳之表，通经脉气血；羌、独活畅通督脉膀胱之经气；半夏化痰燥湿，潼白蒺藜补肝散结；炙山甲片软坚消结；狗脊壮补肾本，填精固髓，以滋肾气之源；肺朝百脉，用黄芪配当归、川芎以助动一身之气血，而又益宗肺之气，以化生肾水、行气活血祛瘀。充分体现了以通为治、因果并论的用药特色。

（二）善用药对

颈椎之病，亦有虚实之异，邪正之进退，病邪之偏重，或瘀滞，或风寒，或痰湿流注，或虚损，或本亏，种种不一。邓晋丰教授善用药对治疗，并指出：应在强调辨证的基础上进行运用，喜用牛蒡子配僵蚕、草乌配磁石、南星配防风等药对。

牛蒡子、僵蚕化痰通结：邓晋丰教授认为颈椎病多兼有"痰湿入络"之现象，由于气血不和，运行不畅，导致气血壅滞，津液凝积，进而聚集成痰。正如沈金鳌在《杂病源流犀烛·湿》中曰："以故人之初生，以到临死皆有痰，皆生于脾……而其为物，则流通不测，故其为害，上到巅顶，下到涌泉，随气升降，周身内外皆到，五脏六腑俱有。"对于此类颈椎病症，邓晋丰教授牢牢抓住痰湿致病之因，特别是对牛蒡子、僵蚕药对的运用独具特色。牛蒡子，性凉、味辛苦，祛痰消肿、通行经络;《药品化义》曰其"能升能降，主治上部风痰"，《太平圣惠方》用其"治痰厥头痛，头痛连睛，并目昏涩不明"。僵蚕，性平，味辛咸，祛风化痰散结。《本草求真》曰其为"祛风散寒，燥湿化痰，温行血脉之品"。《玉楸药解》用其"治头痛胸痹"。由此牛蒡子、僵蚕两者配伍应用可通行经脉、开破痰结、导其结滞、宣达气血、滑利椎脉。

南星、防风祛风解痉：古人常用玉真散治疗破伤风，同时，中医典籍又记载此方可治"金刃伤，打仆伤损"。邓晋丰教授在治疗颈椎病时经常运用此方，收到了良好疗效。玉真散由天南星和防风两药组成。《神农本草经》载有南星主"筋痿拘缓"，李时珍总结此药能够"治风散血"。《魏氏家藏方》用其"治风痰头痛不可忍"。《本草经疏》认为防风为治风通用之药，能升发而散，主治"大风头眩痛"。李杲曰："凡脊痛项强不可回顾……正当用防风。"古人认为，天南星用防风配伍，可制约南星之毒，服之不麻人。南星既可行血祛滞，又能化痰消积，防风导气行郁，使痰瘀化散，气血流通，从而病症得解。

（三）喜用风药

肝藏血，气行则血行，气滞则血凝。传统中医认为，在天为风，在脏为肝，所以用风行之药就可发挥行气作用。李东垣曾论述到："血者，皆肝之所主，恶血必归于肝，不问何经之伤，必留于胁下。盖肝主血故也。痛甚，则必有自汗，但人有汗出，皆为风证。诸痛皆属于肝木，即败血凝洿，从其属入于肝也。"东垣气血风肝之论影响深远，实为运用风药治疗骨伤之病开一洞天。邓晋丰教授正是把握这一思路，进一步认为人体气血津液之循环周流，可用天之风气推动，风气流动，外界万物皆动；风药引导，人体津血畅通，故在治疗颈椎病之时，常常配伍牛蒡子、僵蚕、蒺藜、防风及草乌等风药。牛蒡子、僵蚕、防风前面已经进行了分析，这里不再赘述；白蒺藜入肝经，《本草便读》曰其"善行善破，专入肺肝，宣肺之滞，疏肝之瘀"，草乌为峻烈之品，《长沙药解》说其性"疏利迅速，开通关腠"，少加可通血脉、定疼痛。同样，风药桂枝配白芍，源于张仲景桂枝汤法。其中，桂枝化阳，助太阳融合卫气，芍药化阴，启少阴安营血，一表一里，一阴一阳，为调和营卫之要药，起到解肌疏利之作用。首先，颈椎之病，必督脉气血受阻，津气不通，故用风药引动气血津液，从而使气血流畅；其次，这些风药本身又具有通利血脉之功，起到解痉止痛的作用；再次，颈椎病日久，肝肾不足，卫阳不固，易为风寒所袭，风药的使用又可使"虚风无复可留"。风药的这些功能交织在一起，在临床治疗上往往可以取得很好的效果，因此为邓晋丰教授所喜用。

五、颈椎病的辨证论治

（一）不通则痛

邓教授认为，风、寒、湿、热、瘀侵袭，阻塞颈部筋络，筋络不通，传导受阻，不通则痛为实证，治以通为法，辨分风寒湿阻、风湿热侵、气滞血瘀而遣方用药。

1. 风寒湿阻

久居寒冷潮湿之处，或露肩而眠，或冒雨涉水，为风寒湿三气杂至，内客筋脉，脉络痹阻。症见项背牵强，肢体重着，痹痛不适，活动不利，遇阴雨或寒冷天加重，得温则舒，舌质淡、苔薄白或白腻，脉沉迟。治宜散寒除湿、温经通络，方拟乌头汤加减。处方：制川乌（先煎）、制草乌（先煎）、茯苓、苍术、白芥子、羌活各10g，甘草、麻黄、桂枝各6g，威灵仙、五加皮各15g，细辛3g。临证须分寒湿主次，辨证用药。适当外用颈项部理伤手法，舒筋通络，并以丁桂散蜡疗温筋通络。

2. 风湿热侵

喉为肺系，风热邪毒可内侵咽喉；而颈后为膀胱经循行之处，邪毒移行膀胱，痹阻筋脉则膀胱不通。症见颈臂疼痛，酸楚不适，或有烧灼感，咽有异物，口干咽痛，小便黄赤，舌质红、苔薄黄，脉浮数。治宜清热解肌、通络止痛，方用柴葛解肌汤加减。处方：葛根20g，黄芩、白芷、羌活、秦艽、防风各10g，白芍15g，桔梗、柴胡、甘草各6g。临证应分湿热主次，辨证用药。适当外用颈项理伤手法，舒筋通络，外用四黄膏贴敷化瘀通络。

3. 气滞血瘀

有直接或间接头颈部外伤史，跌仆闪挫损伤经脉，瘀血阻络，气机阻滞，不通则痛。症见突然跌仆，头颈当即不能俯仰转侧，压痛拒按，或痛连肩臂，胀痛或痛有定处，日轻夜重，痛如针刺，初期舌质正常或有瘀斑，脉弦紧或涩。治宜活血行气、通络止痛，方用桃红四物汤加减。处方：桃仁、当归、川芎各6g，红花、赤芍、熟地黄、茯苓各10g，葛根20g，天花粉15g，三七末（冲服）3g。临证当辨损伤轻重缓急，若重急者，宜以CT、MRI检查协助诊断，选择治疗方案；若缓轻者，当辨气滞、瘀血偏重，酌加行气、活血、祛瘀药。适当外用颈项部理伤手法舒筋通络，丁桂散蜡疗温筋通络，四黄膏贴敷化瘀通络。

（二）不荣则痛

邓教授认为，久病失治，气虚血弱，气虚则帅血乏力，血弱则濡养无源，日久筋络失荣；或年老体弱，肝肾不足，肝主筋，肾主骨，筋骨无主，失于滋养而失荣。虚证者治以荣（补）为法，并辨所"虚"而用药论治。

1. 气虚血弱，经络阻滞型

体弱虚损，气血不足，经脉欠盈，血虚不能滋润肢节，气虚不能鼓舞经气，而致气虚血滞，经脉不荣。症见颈肩酸痛，麻木不仁，或麻甚于痛，昼轻夜重，肢体痿弱，头痛目眩，神疲乏力，面色萎黄，舌质淡或有斑点、苔薄白，脉细弱或虚弱。治宜益气养血、活络通痹，方用人参养荣汤加减。处方：党参、茯苓、白术、熟地黄各 10g，远志、当归、陈皮、甘草、桂枝各 6g，黄芪 20g，白芍、五味子、大枣各 15g。临证当辨气虚、血虚或气血两虚，处方用药略有侧重。适当外用颈项部理伤手法舒筋通络，丁桂散蜡疗温筋通络，四黄膏贴敷化瘀通络。

2. 肝肾不足型

年老体弱，或先天禀赋不足，或后天劳损，肾肝亏损，致肾精亏耗，肝血不足，筋骨失其所主，则病不荣。症见颈项隐痛，转动不利，肢体痿弱，肌肤枯泽，坐立时痛甚，卧则痛减，甚则肌肉萎缩，或头晕耳鸣目眩，舌质淡，脉沉细。治宜滋肝补肾、益髓壮骨，自拟养肾方加减。处方：熟地黄、金樱子、丹参、覆盆子、锁阳各 10g，乌药、天麻各 6g，益智仁、钩藤、决明子、白芷各 15g。临证当辨肾阴、肾阳、肝血虚或肝肾两虚，选药略有侧重。适当外用颈项部理伤手法舒筋通络，丁桂散蜡疗温筋通络。

（三）不松则痛

邓教授认为，颈椎稳定性系由内源性、外源性和神经性稳定组成，分别维持着静力、动力平衡和协调作用，并相互影响，互为因果，以实现脊柱稳定。颈项部静力平衡系统由椎体、椎间盘及其附件组成，动力平衡系统则由肌肉、韧带、血管组成，它们之间由神经性平衡系统协调。颈椎动力平衡是静力平衡的前提，静力平衡是动力平衡的基础，失去静力平衡，颈椎变化比较缓慢；而失去动力平衡，颈椎当即不能维持其正常功能。若各种原因导致某一肌肉、韧带、血管痉挛，破坏了颈部动力平衡系统，必然刺激其他肌肉、韧带、血管及相应神经，产生相应症状。初始可通过自身调节，症状不明显；但痉挛日久，或误治、失治、自身失调，引起系统平衡失调，症状显现。治疗关键在于及时解除肌肉痉挛。其病机乃筋络痉挛，短缩拘急，颈项强紧，筋脉不松，活动减弱，气血受阻，稍动则痛。症见颈项固定，筋脉紧张，头颈僵直，转头不畅，稍过则痛，痛引肩背，舌淡、苔白，脉弦细。X 线摄片偶可见颈椎侧弯，小关节序列稍紊乱。治宜缓解痉挛，舒筋通络，以颈部理伤手法、蜡疗和膏药外用为主，中药内服为辅。手法治疗时患者坐位或卧位，局部先用揉法、擦法、提法、拿法、点法放松肩背部；再于紧张肌肉的两端指压点按，同时让患者配合做相反方向对抗运动。手法治疗后于局部阿是穴及周围予丁桂散蜡疗温筋通络、四黄膏贴敷化瘀通络。中药内服则根据辨证用药，酌选补气行气、活血补血、疏筋解痉之品，如黄芪、枳壳、木香、砂仁、桃仁、红花、赤芍、当归、白芍、鸡血藤、益母草、血竭、僵蚕、附子等。

（四）不顺则痛

邓教授认为，不松为动力系统失调；不顺则为静力系统受破坏，当为筋出槽、骨错缝类，治疗关键在纠正移位，理顺筋脉。常因急性损伤或慢性劳损，筋出槽、骨错缝，致气血不畅，肢节不顺而发为本病。症见颈项固定、强直拒动，不敢俯仰转侧，动则痛甚，椎旁固定压痛，时有放射痛，舌淡、苔白或白腻，脉弦涩。X线摄片示颈部小关节紊乱。治宜以正骨手法为主，同时配合蜡疗、膏药、中药。手法治疗时患者坐位或卧位，先于局部用揉法、擦法、提法、拿法、点法放松肩背部；再于阿是穴附近定点，调整颈项屈伸角度，予以定点斜扳，复位不追求"弹响声"，斜扳角度到位即可，避免反复扳动。手法后局部以丁桂散蜡疗温筋通络、四黄膏贴敷化瘀通络。同时选用柴葛解肌汤、人参养荣汤、桃红四物汤等加减内服。

（五）不动则痛

邓教授认为，颈椎病发病率增高的原因与社会因素有关，但不是直接原因，主要是自我保健意识不足，日常工作及生活活动少且不科学。颈项部的预防保健及康复治疗关键在于怎样活动。中青年人社会压力大，竞争激烈，易劳倦内伤，"久视伤血，久卧伤气，久行伤筋，久坐伤肉，久立伤骨"，疲乏少动而发病。症见全身疲乏，颈项酸楚，劳则加重，动则缓解，舌淡、苔白，脉弦细。X线摄片未见异常。治疗以指导颈项运动为主，配合颈椎病医学常识普及、日常生活工作习惯调整，适当中药调理。可辨证选用四物汤、四君子汤、参苓白术散、羌活胜湿汤、柴葛解肌汤、身痛逐瘀汤等，酌加利湿、舒筋、通络、活血之品。

六、颈性眩晕的治疗经验

（一）病因病机

临床上引起颈性眩晕的疾病有颈椎病、颈椎或颅底先天畸形、颈部外伤和胸廓出口综合征等。本病多见于中老年人，是临床常见病。近年来，随着生活节奏的加快和工作压力的增大，发病逐渐有年轻化的趋势。西医学对颈性眩晕的发病机制尚未完全阐明，多数学者认为，其是由于颈椎间盘或颈椎退变引起失稳，刺激椎动脉周围的交感神经丛，引起椎动脉痉挛狭窄，从而引起椎动脉供血不足，出现相应症状。本病属中医学"眩晕"范畴。《内经》认为，本病或因外感六淫而为病；或内因"髓海不足""上气不足"而引起眩晕。邓教授根据多年临床实践指出，颈性眩晕多见于中老年人，随年龄增长，正气渐衰，体内机能渐失用强，是发病的根本原因，故以中老年人多发并以虚为主。所谓正气，即肾气也，而肝肾同源，故病机主要责于肝肾二脏，肝主筋，肾主骨，肝肾亏虚则筋弛骨枯，颈椎失稳易于动摇，发而为风，是以眩晕作矣；而年轻人虽年岁尚轻，但社会压力日渐增大，又饮食不节，嗜食辛辣肥腻，起居无节，常欲竭其精，终致阴阳不和，或虚或实而发病，故发病以实为主，并见虚实相兼。病机则以虚少，而气滞、血瘀、痰阻居多，导致气血不荣，不能上承头面，清阳失养，神明失司，发为眩晕。

（二）治疗方法

邓教授认为，治疗颈性眩晕，不同年龄的人在治法上有区别，不能统用风、火、痰、虚等理论，概以息风、降火、祛痰和补虚。女性35岁、男性40岁以后，肝、肾、脾三脏功能逐渐衰退，治法强调"补"，非"补"则不能从根本上治眩。具体治疗着重于调和肝、脾、肾三脏阴阳平衡，三脏同治。邓教授推崇张景岳"善补阳者，必阴中求阳；善补阴者，必阳中求阴"之观点，认为阴阳之要在于平秘，若两者不和，若春无秋，若冬无夏。常用金匮肾气丸（熟地黄、山药、山茱萸、茯苓、泽泻、牡丹皮、制附子、肉桂）为基础方辨证加减，收效良多。本方组方严谨，虽8味药，却肝、脾、肾同补，阴阳、气血同调，补气、生血、化瘀、祛湿、化痰、泄浊、温通、健脾八法俱存，是治疗中老年患者颈性眩晕理想之方，临证应用宜辨证调整。可于方中加葛根引经，川芎上行头目，鸡血藤补虚止眩，狗脊强筋健骨，仙茅温补肾阳，天麻化痰祛风以及蜈蚣辛温走窜等。治疗年轻人则以"通"为治法，可选用方甚广，如桂枝汤、葛根汤、麻黄汤、小柴胡汤、半夏泻心汤、天麻钩藤饮、半夏天麻白术汤、温胆汤、导痰汤、四物汤、血府逐瘀汤等。邓教授认为，通法之中，百法存焉，凡行气、活血、化瘀、化痰均为通法，目的在于调畅营卫，使百脉通畅而达常，浊去则神明自清，眩晕则可止。邓教授每于处方中加香薷、佩兰、苍术、藿香、砂仁、白豆蔻、扁豆花、木棉花、茵陈等化湿之品。因岭南多湿少燥、多热少寒，患病后多夹湿。湿本阴邪，得之则缠绵难消，每与热邪相结，从阳化热，上浮头面，发为昏瞀。故岭南患颈性眩晕者除眩晕外，多伴有头昏重、全身重坠、头脑不清感。治法除补、通外，化湿之品切不可缺，或祛风除湿使湿从风化，或发汗解表使湿从表而出，或芳香化湿以重振中阳，或利水消肿使湿从小便而去，或温中散寒，温而气化。颈性眩晕者在发作时头晕目眩的症状比较明显，邓教授认为这是神明失司的表现。神明由心所主，如心血不充、心气亏虚、心神被扰、湿困心包、心火亢盛等，均可引起神明异常，治疗时又常加入养心、镇惊、清心安神之品。镇惊安神选朱砂、磁石；养心安神用柏子仁、酸枣仁；清心化痰加石菖蒲、远志等。近年来，邓教授发现在年轻患者中，因郁致病者亦不少见，且多数为白领阶层，除头晕目眩外，常伴有月经不调、胸胁胀闷、乳房胀痛、面色发青、叹气或易发怒等症状。邓教授认为是肝气失却疏泄，郁而为病，与社会就业压力大、人际关系紧张有关。对于此类患者，单靠药物治疗并不能完全改善症状，他常另辟蹊径，不以常法治之，在疏肝解郁的同时进行心理调节，使患者从身心两方面得到调和，从而达到标本兼治之目的。

（三）总结

颈椎病作为一种临床常见疾病，其病因及病理机制较为复杂。肾虚为其本质之一，故补肾是治疗颈椎病必不可少的一个重要法则。补肾法应普遍运用于每个颈椎病患者的治疗中，尤其对病程较长、年龄较大的患者更是要重用补肾之药，以扶正固本，提高机体抗御疾病的能力。但在临床治疗颈椎病的过程中，补肾只是治疗的一个重要方面，而不是全部，单一的补肾并不能取得良好的治疗效果，应针对患者病情的特点，辨证施治，同时有效地结合健脾益气、养血柔肝、祛痰化湿、活血化瘀、祛风通络等其他治疗法则，以共奏气血兼顾及肝脾肾同治之功，才能获得满意疗效。

第二节 治疗腰腿痛学术思想

腰腿痛是骨伤科多种腰椎病的主症，常见于腰椎间盘突出症、腰椎管狭窄症、腰椎滑脱症，应属于中医学痹证范畴。病因为肝肾亏虚、寒湿侵袭和痰瘀积滞。邓晋丰教授认为，肝肾亏虚证、寒湿侵袭证、湿热痹阻证等，未全面概括腰腿痛的病理实质和病变程度。邓晋丰教授在中医学理论基础上，融会西医理论，认为肝肾增龄性虚衰、筋骨退行性改变是腰腿痛发病的内因；寒湿侵袭、闪挫扭伤是腰腿痛发病的常见外因；腰部经络痹阻、经气不利则是腰腿痛发病的重要环节。导致经络痹阻的原因和形式是多样的，可能是突出的髓核、增厚的黄韧带、继发的骨赘、狭窄的椎管，或是腰椎失稳移位的椎体。经络痹阻可能是有形（机械性）的，也可能是无形（化学性或免疫性）的。

一、通利经络是腰腿痛类疾病的基本治疗原则

邓教授临床主张先辨病后辨证，病证结合诊断。辨病就是辨明引起腰腿痛的西医疾病种类，确定致痹的性质。为临床确立治疗方法和判断预后提供正确指导。辨证可明确腰腿痛脏腑、气血、经络、邪浊的病理变化及其与腰部经络痹阻的关系，为施治提供依据。详细、准确地询问病史和全面体检是获得诊断资料的重要途径，X线摄片、造影、CT和

MRI 等影像学检查，虽可为临床提供直观诊断资料，但不是临床确诊的唯一依据，需与临床资料合参进行分析。

邓教授认为，经络痹阻是腰腿痛重要的病理环节，通利经络、畅通痹阻则是治疗腰腿痛的基本法则。中药内服外用、针刺艾灸、推拿按摩等疗法是治疗腰腿痛常用的通利之法；摘除髓核、扩大椎管、切除黄韧带和固定融合椎节等手术疗法也是现代中医临床不可或缺的通利法之一。对腰腿痛患者，应根据其病情制订合理治疗方案，选择具有针对性的治法。经临床观察，大多数腰腿痛患者不需手术，而用非手术疗法缓解或治愈。中医药疗法治疗腰腿痛疗效确切，一般采用服药、牵引、手法、针灸、练功、理疗等方法相结合，发挥各自疗法的优势和特点，提高临床疗效，缩短康复时间。

少数腰腿痛患者是针、药等非手术疗法难以取效的，如腰椎间盘突出髓核脱出或游离于椎管内、腰椎中央管或神经根管骨性狭窄、腰椎不稳症等，必须通过手术直接解除腰部神经组织的致压物，重建椎节的稳定性，为腰部经络的畅通提供条件。从广义上讲，手术也是一种通畅腰部痹阻经络的方法。邓教授也重视围手术期的中医药治疗，认为手术能够直接除痹通络，围手术期应用中医药疗法能更好地促进康复。

二、补肾助阳是通利经络痹阻的基本方法

邓教授尤擅长采用中药治疗腰腿痛，主要以补肾助阳、

温经通络、虫类药通痹等方法来通利经络。肝肾增龄性虚衰、筋骨退行性改变是腰腿痛发病的病理基础。邓教授在长期临床实践中观察到，腰腿痛患者肝肾常不足，尤以阳气虚弱较为多见，处方用药时常将补肾助阳作为治疗重点。轻症者多用巴戟天、淫羊藿，重症者则加仙茅。巴戟天、淫羊藿性味均辛甘温，辛以滋肾，甘以益气，能补肾阳而不灼肾水，为补肾助阳之轻剂；仙茅为补肾温阳之专药，功效强于前两者，与前两味共用则为补肾温阳之重剂。如兼阴虚证，则宜用滋润厚重之肉苁蓉和血肉有情之鹿角霜养精血而通阳气，阴阳双补。上述药物毕竟是温补之品，有燥伤阴津之弊，可配伍熟地黄、山茱萸、何首乌、阿胶等阴柔之品，此即"善补阳者，必于阴中求阳"之意。邓教授根据患者具体情况，或用轻剂，或用重剂，或阴阳双补，目的在于温补肾阳，鼓舞肾气，令气血流行，则经络痹阻自通。《类证治裁》之"总以补肾助真元，宣通经络，使气血流通，痹自已"即为此意。

邓教授常用制川乌或熟附子配伍豨莶草、桑枝、徐长卿等温经通络。制川乌或熟附子为辛温大热之品，性走而不守，内达外彻，开通痹结，再辅以豨莶草、桑枝、徐长卿等舒筋活络之品，痹结于经络筋骨之凝寒痼冷，皆能开通。川乌与附子是来源相同而功能类似之品，川乌温热之性稍缓，附子温热之性较峻。身无热之腰腿痛者可用川乌，身有寒之腰腿痛者宜用附子。一般以生活在气温较高的岭南地区的患者多有热证，忌使用辛热之品。邓教授临床体会，腰腿痛患者大多为无热之阴证，有热之阳证少见，如《景岳全书》云："（痹）热多者是阳证，无热者是阴证，然痹本阴邪，故唯寒者多而热者少也。"基于以上论述，邓教授总结出用熟附子、制川乌等辛温大热药物治疗，其指征为"无热证"，确诊即可使用，每能取得较好的除痹止痛效果。虫类药物性走窜，善行而数变，腰腿痛发病经年累月，植物药物通利作用不及虫类药，常选用全蝎、蜈蚣、土鳖虫、乌梢蛇、蕲蛇等虫蛇类药 1～2 味，增强通利经络功效。邓教授认为中药治疗腰腿痛目的并不在于解除有形致痹物，而是通过调理脏腑、气血、经络机能状态达到通利经络、畅通痹阻之目的。药物治疗效果是有限的，对有明显手术指征而无禁忌证者应及时手术，以免贻误最佳治疗时机。

三、腰椎间盘突出症的六型三期治疗思想

腰椎间盘突出症的筋络血瘀或由劳损外伤所致有形之瘀，或为感受风寒湿邪引起的无形之瘀，可以变生他证，治当祛瘀以通利经络，使气血流通，邪有出路，以免生变。因此邓晋丰教授总结了六型三期的治疗方法。

（一）腰椎间盘突出症的辨治要点

腰椎间盘突出症属于中医学"痹证""腰痛"及"腰腿痛"等范畴。中医学认为本病多由于正气亏虚、肾精不足，

复因外感风寒湿邪、外伤、劳损等因素而发，强调腰为肾之府，肾主骨生髓，肾中精气不足则无以充养骨髓、脊柱，而易受外邪侵袭，正如巢元方在《诸病源候论·腰背病诸候》中所说"肾主腰脚"。另外，腰椎间盘突出症患者一般病程较长，病势缠绵难愈，"久病则虚"，故邓教授认为肾虚腰愈是腰椎间盘突出症发病的病理基础，正如明代王肯堂认为肾虚是腰痛之本：腰痛"有风，有湿，有寒，有热，有挫闪，有瘀血，有滞气，有痰积，皆标也。肾虚，其本也"（《证治准绳·腰痛》）。元代朱震亨也持此观点，认为"湿热、肾虚、瘀血、挫闪、痰积"为腰痛之因，而肾虚为本；肾气亏损，使得人体容易感受外邪致病，"腰者，肾之外候。一身所持……盖诸经皆贯于肾，而络于腰脊。肾气一虚，凡冲寒、受湿、伤冷、蓄热、血涩、气滞、水积、堕伤与失志、作劳，种种腰疼叠见而层出矣"（《丹溪心法·腰痛》）。清末民初的张锡纯更是明确指出肾虚为腰腿痛之本的临床治疗意义："从来治腿痛臂疼者，多责之为风寒湿痹，或血瘀、气滞、痰涎凝滞。不知人身之气化壮旺流行，而周身痹者、瘀者、滞者，不治自愈，即偶有不愈，治之亦易为功也。余临证以来，知元气素盛之人，得彼病者极少。故凡遇腿痛、臂疼，历久调治不愈者，补其元气以流通之，数载沉疴，亦可随手奏效也"（《医学衷中参西录》）。

此外，腰络血瘀是腰椎间盘突出症病理变化的重要环节。劳损外伤所致的腰椎间盘突出症，筋络血瘀多为有形之瘀，"若因伤折，内动经络，血行之道不得宣散，瘀积不散，为肿为痛"（《圣济总录》）。若为感受风寒湿邪诱发的腰椎间盘突出症，则为无形之瘀，《类证治裁》的"风寒湿乘虚内侵，正气为邪所阻，不能宣行，因而流滞，气血凝涩，久而成痹，或肌肉麻顽，或肢节挛急，或半体偏枯，或偏身走注疼痛"较好地阐述了因感受外邪引起的腰椎间盘突出症的筋络血瘀形成的机制。瘀血停留经络又有化水、生痰、入络之变，加重病情。使病情缠绵难愈，反复发作。

古代中医对腰椎间盘突出症的分型论治，如《金匮要略》之辨腰痛，有肾虚、肾水、伏饮及虚劳，所制甘姜苓术汤、肾气丸，均为历代医家所推崇。隋代巢元方提出："夫腰痛有五，一曰阳气不足，少阴肾衰是以腰痛；二曰风痹、风寒着腰而痛；三曰肾虚、劳役伤肾而痛；四曰坠堕、险地伤腰而痛；五曰寝卧湿地而痛。"并且首次提出了卒腰痛和久腰痛学说（即急、慢性腰痛）（《诸病源候论》）。明代李中梓论腰痛："有寒湿，有风热，有闪挫，有瘀血，有滞气，有痰积，皆标也。肾虚其本也。标急则以标，本重则以本。标本不失，病无遁状矣。"（《医宗必读·腰痛》）。元代朱震亨将腰痛归为"湿热、肾虚、瘀血、挫闪、痰积"五类（《丹溪心法》），对腰痛治疗提出了辨其因而治之，其对临床上腰痛辨证施治有较大的指导意义。

（二）六型辨证论治

1. 风湿痹阻

【治法】祛风除湿，蠲痹止痛。

【代表方剂】独活寄生汤加减。

【常用药物】独活，桑寄生，杜仲，牛膝，党参，当归，熟地黄，白芍，川芎，桂枝，茯苓，细辛，防风，秦艽，蜈蚣，乌梢蛇。

2. 寒湿痹阻

【治法】温经散寒，祛湿通络。

【代表方剂】附子汤加减。

【常用药物】熟附子，桂枝，白术，黄芪，白芍，杜仲，狗脊，茯苓，鹿角霜，当归，仙茅，乌梢蛇。

3. 湿热痹阻

【治法】清利湿热，通络止痛。

【代表方剂】清火利湿汤。

【常用药物】羚羊角骨，龙胆草，山栀子，黄柏，车前草，茵陈蒿，薏苡仁，防己，桑枝，桃仁，苍术，蚕沙，木通。

4. 气滞血瘀

【治法】行气活血，通络止痛。

【代表方剂】复元活血汤加减。

【常用药物】大黄（后下），桃仁，当归，红花，穿山甲, 柴胡, 天花粉, 甘草。

5. 肾阳虚衰

【治法】温补肾阳, 温阳通痹。

【代表方剂】温肾壮阳方。

【常用药物】熟附子, 骨碎补, 巴戟天, 仙茅, 杜仲, 黄芪, 白术, 乌梢蛇, 血竭, 桂枝。

6. 肝肾阴虚

【治法】滋阴补肾, 强筋壮骨。

【代表方剂】养阴通络方。

【常用药物】熟地黄, 何首乌, 女贞子, 白芍, 牡丹皮, 知母, 木瓜, 牛膝, 蜂房, 乌梢蛇, 全蝎, 五灵脂, 地骨皮。

(三) 三期论治

1. 急性发作期: 有外伤史, 腰痛剧烈, 活动受限明显, 肌肉痉挛, 治当以活血祛瘀、通络止痛。

2. 症状缓解期: 腰腿疼痛缓解, 活动好转, 但仍有疼痛, 不耐劳。治当舒筋活络、强筋壮骨。

3. 基本恢复期: 腰腿痛症状基本消失, 但有腰腿乏力。治宜补肝肾、强筋骨。

以上经验, 已经作为广东省中医院骨一科对腰腿痛的中医辨证用药经验, 在临床上应用多年, 并且纳入腰椎间盘突出症的临床路径进行管理。

四、腰椎管狭窄症的辨证选药思路

腰椎管狭窄症是由于腰椎退行性改变、腰椎间盘突出，或黄韧带肥厚，致腰椎中央管及神经根管等狭窄，使腰神经根或马尾神经受卡压而出现以腰腿痛为主之症候群。从解剖学的病理角度看，可包括多方面因素，如中央椎管狭窄、椎间孔狭窄、侧隐窝狭窄等。临床诊疗按中医骨伤科辨证特点，结合发病情况、临床表现、体格检查及影像学检查，将腰椎管狭窄症分为实证、虚证和虚实夹杂证来辨证治疗，临床疗效满意。邓教授认为，引起腰椎管狭窄症的病因较复杂，或因风寒湿邪杂至；或因气滞痰瘀；或因年老体弱，气血亏虚；或因邪之所凑致气虚。临证须详辨虚实，辨证选药。

（一）实证

多因寒湿、湿热、气滞、痰瘀客于筋络，痹阻不通，不通则痛，治法宜通，分别以散寒除湿、清热利湿、行气活血、化痰通痹为主，辅以舒筋通络之品。

1. 寒湿型

本型为寒湿浸淫，客于经络，气血痹阻，不通则痛。症见腰腿牵痛，小腿跟部痛甚，每遇阴雨天或寒冷天发作较甚，热敷则舒，腰痛拒按，步履艰难，日重夜轻，苔白腻，脉濡。治宜散寒除湿、祛风通络，方以羌活胜湿汤加减。处方：羌活、独活、苍术各15g，防风、藁本、蔓荆子、制川乌、制草乌、威灵仙、白芍各10g，当归、甘草各6g。临证当辨寒湿主次，加减用药。配合外用腰臀腿理伤手法舒筋通络，丁桂散蜡疗温通筋络。

2. 湿热型

本型为湿热郁阻，侵入经络，阻碍气机，痹阻不通。症见起病急，病程短，腰痛频繁，沿大腿后侧放射，小腿部有灼热感，腰腿部叩击痛较重，患者坐卧不安，站行不能，夜难入眠，早期伴发热，口干少饮，大便干结，小便黄赤，舌红、苔黄腻，脉滑数。治宜清热利湿、搜风通络，方以自拟养筋汤加减。处方：当归、柴胡各6g，枸杞子、羌活、生地黄、五加皮各10g，葛根20g，桑寄生、宽筋藤、骨碎补、鸡血藤、木瓜各15g。临证须分湿热主次，加减用药。适当运用腰臀腿理伤手法舒筋通络，外敷四黄膏化瘀通络。

3. 气血瘀滞

本型多为外力所伤，络脉皆损，气滞血瘀，经络受阻。患者大多数为体力劳动者，年轻体壮，发病骤然，有明显腰部外伤史，每于腰部外伤后即有腰腿部疼痛，未能很好休息及治疗，继之一侧或双侧牵涉下肢疼痛，腰部肌肉紧张，或有轻度肿胀、胀痛或刺痛，大腿或小腿后外侧疼痛；或按之如针刺，触之痛甚；舌下青筋粗而密布，舌质有紫点或紫斑，脉沉涩。治宜行气活血、化瘀通络，方以桃红四物汤加减。处方：当归、川芎、桃仁、木香、红花各6g，牛膝、生地黄各 10g，葛根 20g，茯苓、赤芍、天花粉各 15g，三七粉（冲服）3g。临证须分气滞、血瘀之主次，加减用药。适当配合运用腰臀腿理伤手法舒筋通络，外敷丁桂散蜡疗温通筋络、四黄膏化瘀通络。

4. 痰瘀交阻

本型为久病失治或误治，痰瘀互结，痹阻筋脉。患者病程较长，腰腿部胀滞作痛，病侧下肢牵痛且重滞，小腿或踝部时有刺痛，症状缠绵不愈，多由急性发作而未能及时治疗或治疗不当所致，舌质暗淡、苔白，脉滑涩。治宜消痰除痹、软坚通络，方以导痰汤加减。处方：陈皮、大黄、甘草、红花各 6g，法半夏、茯苓、枳实、胆南星、厚朴、桃仁各 10g，威灵仙、虎杖各 15g。临证须辨痰瘀主次，加减用药。适当配合运用腰臀腿理伤手法舒筋通络，外敷丁桂散蜡疗温通筋络、四黄膏化瘀通络。

（二）虚证

邓教授认为，虚证多为劳倦内伤，或年老体弱，或先天禀赋不足，筋骨失养，不荣则痛，治法宜补（荣），分别治以补气养血、滋肝补肾、强筋壮骨，辅以活血舒筋。

1. 气血虚损型

本型多因素体虚弱，阳明脉衰，气血不足，脉络失养，不荣则痛。症见下肢疼痛较重，而腰骶疼痛较轻，小腿外侧及足背麻木不仁，伴头目昏晕、神倦乏力、唇舌淡白、腰痛喜按、脉细。治宜补益气血、温经祛湿。方以四君子汤、四物汤、四藤汤合方加减。处方：党参、鸡血藤各15g，当归、川芎各6g，白术、熟地黄、白芍、茯苓、海风藤、石楠藤、忍冬藤各10g。临证须分气虚血虚之主次，如气虚甚者，酌加黄芪；血虚为主者重用当归、熟地黄。

2. 肝肾亏虚型

本型多因肝肾精亏，筋骨失养，经络不利，不荣则痛。患者多高年，腰背隐痛，骨节酸楚，患肢小腿痹痛，两膝酸软，下肢乏力，不耐久行，坐蹲则缓，夜间痛甚，或伴二便不利，或有性冷淡、阳痿，脉涩而弱。治宜补益肝肾、壮筋通络，以自拟补肾方加减。处方：金樱子、丹参、熟地黄、益智仁、桑寄生、狗脊各15g，锁阳、淫羊藿、山药、覆盆子、山茱萸、续断、怀牛膝、丝瓜络各10g，当归6g。临证须辨肾阴虚、肾阳虚，加减用药。偏肾阳虚者选加附子、仙茅、杜仲、肉苁蓉等；偏肾阴虚者选加龟板、知母、女贞子、夜交藤等；性欲淡漠、阳痿者，酌加鹿角胶、巴戟天等补肾壮阳之品，以培补根本。

（三）虚实夹杂型

邪之所凑，其气必虚，正气虚则肝肾亏，寒湿之邪乘虚而侵，客于腰腑，痹阻不通。症见腰痛隐隐，突然加重，痛处拒按，或肢体沉重，舌淡、苔薄白，脉浮紧。治宜扶正祛邪、舒筋通络。治以养气血、补肝肾为主，佐以疏风通络祛湿。方以独活寄生汤加减。处方：独活、桑寄生、杜仲、怀牛膝、防风、秦艽各 10g，熟地黄、党参、茯苓、白芍各 15g，桂枝、川芎、当归、甘草各 6g，细辛 3g。临证当辨气血虚或肝肾亏，选药稍偏重，酌加祛风、利湿、活血、祛瘀之品。适当配合运用腰臀腿理伤手法舒筋通络，外敷丁桂散蜡疗温通筋络、四黄膏化瘀通络。

五、难治性腰椎管狭窄症的术后辨证论治

在临证中，有一部分腰椎管狭窄症患者在经过中医辨证治疗后，效果仍不明显，甚至出现二便失禁、下肢部分瘫痪等严重症状。从 CT、MRI 或 CTM 上观察，发现此类患者的椎管狭窄严重，矢状径 ≤ 13mm，侧隐窝的宽度 ≤ 3mm，神经受到严重卡压而变形。对于这部分患者，邓晋丰教授主张及时进行手术治疗，彻底解除对神经或神经根的压迫，扩大椎管和神经根管的空间，重新构筑病椎的稳定性以治其标；更强调术后予以中医辨证施治，旨在重新恢复椎管内环境的稳定，恢复神经的生理功能，改善症状，以治其本，对于整体状况的好转和预后有着重要的作用。

由于手术前后的症状和体征不同，故相应的术后辨证治疗亦有所改变。术后患者有如下一些特点：①血瘀，如伤口疼痛、拒按、有瘀血块，入夜痛甚，舌质暗紫、脉涩等；②血虚，如头晕、心悸、皮肤有蚁行感、面色口唇爪甲苍白、舌淡、脉细等；③气虚，如少气懒言、倦怠乏力、不欲饮食、

二便无力、舌淡、脉弱等；④湿胜，如身重倦怠、汗黏、口淡黏腻、胸脘痞闷、腰部重着、感觉麻痹、舌淡、苔厚腻、脉细或濡等；⑤寒胜，如恶寒怕风、倦卧盖被、肤温低、浮肿、舌质淡胖、苔白滑、脉沉紧或沉弱等；⑥热胜，如伤口周围红、热、疼痛、口干欲饮、入夜失眠、汗出、小便黄、大便秘结、舌红、苔黄、脉数等；⑦症状和体征缓解的表现，临床见患肢疼痛、麻痹改善或消失，肌力减弱改善，反射渐复，鞍区麻木减弱或消失等。上述表现在临床上多以相互夹杂的形式出现。因此，手术后应根据患者的实际情况进行辨证论治。在具体治疗中按术后的转归可分为早期、中期、后期三个阶段；按虚实可分为本虚和本虚标实两大类。

（一）术后早期阶段（术后 1 ~ 7 天）

患者经过手术治疗后，神经的卡压得以解除，椎管空间得以扩大，但内环境尚未及时恢复，而神经或神经根又遭受一定的牵拉引起微损伤，且患者经过人为的创伤，气虚血亏，虚者更虚，故此期临床多见虚证，只有少数表现为标实的证候。

1. 本虚类

本虚类多见于患病时间长、年龄偏大、平素体质较差、虚证明显且伴有其他疾病的患者。主要为气虚血瘀、气血两虚、气阴两伤、阴血亏虚等证型，治疗原则以扶正培元、调理气血为主，祛邪为辅。

第二章 邓晋丰主要学术思想

（1）气虚血瘀型：临床表现为倦怠乏力，声音低微，面色淡白，口唇淡或暗，不欲饮食，伤口疼痛、入夜尤甚，失眠，患肢呈放射状疼痛麻痹，舌质淡暗，脉沉弱或涩。治以健脾益气、行气活血化瘀、通络止痛为主，方以补中益气汤或补肺汤合补阳还五汤加减。

（2）气血两虚型：临床表现为神疲倦怠，乏力，自汗，头晕，少气懒言，声低气怯，面色萎黄或苍白，心悸，失眠，伤口隐痛，患肢麻木，二便无力，口唇爪甲色淡，舌淡嫩，脉沉细弱无力。治以气血双补、通络止痛。选方当归补血汤或十全大补汤加泽兰、鸡血藤、木瓜、威灵仙等；偏气虚者重用四君子汤，血虚明显者则以四物汤为主加减。

（3）气阴两伤型：本型患者术前多有阴虚的表现，术后随气血耗伤而出现气阴两伤的证候。临床表现为体倦气短或声低气怯，咽干口渴，心烦失眠，午后低热或入夜发热，盗汗，伤口隐痛，皮肤干涩，面色潮红，舌质偏红瘦小或有裂纹，脉虚细弱。治以益气生津养阴。选方参麦饮合六味地黄汤为主，偏肺气虚者予补肺汤加减；偏脾气虚者合四君子汤加减；阴虚火旺者加知母、黄柏以滋阴清热。

（4）阴血亏虚型：本型阴血两伤，多由于术前已有伤阴症状，而术中椎管狭窄严重、粘连较甚引起出血较多所致。临床表现为面色㿠白或颧红烘热，口唇色淡，爪甲不荣，头晕乏力，入夜发热，烦躁心悸，口渴喜饮，皮肤干涩，肢体麻木，小便少而无力，大便难下，舌质瘦小色淡，脉虚细弱。治以益气养阴补血为主，以大剂参麦饮益气养阴合地黄饮子或左归饮加当归补血汤、四物汤加减治疗。

2. 本虚标实类

本虚标实类多见于年龄较轻、患病时间较短、体质强壮而虚证不明显的患者，一般不伴发他病，术中虽有伤气伤血，但恢复较快。主要有气滞血瘀、湿热蕴结、寒湿痹阻、痰湿阻滞等证型，治以祛邪通络为主，扶正为辅。

（1）气滞血瘀型：主要表现为伤口疼痛，刺痛拒按，转侧不利，患肢有牵拉疼痛伴麻木，夜间痛甚，发热烦躁，渴不欲饮，小便不利，舌质暗红或有瘀斑，脉弦涩。此型患者多是术后气机不畅，瘀血阻滞，不通而痛所致。治以活血化瘀、行气止痛为主。选方以桃红四物汤或血府逐瘀汤加减。气滞明显者酌加理气行气之药如陈皮、青皮、枳实、香附等；血瘀明显者增加化瘀之品如三七、乳香、没药、五灵脂等。需注意行气化瘀之药多为辛香发散之品，多用有伤气动血之虞，尤其是术后更不宜使用峻剂，以缓而图之为佳。

（2）湿热蕴结型：本型患者以南方偏多，因岭南地区季节多湿多热，故其人感邪多以湿热为主。且术后脾虚不能运化水湿，故而内外湿邪相互兼杂。临床主要表现为腰部酸重疼痛，身重黏腻，无汗或汗出不爽，患肢麻木不仁，胸闷脘痞，心烦，口渴喜饮而饮入不多，小便黄，下利臭秽，舌质偏红、苔厚或黄腻，脉濡数等。治以清利湿热、宣通经络为主。选方以三仁汤或黄芩滑石汤合四妙散加木瓜、防己、泽兰、川牛膝、忍冬藤、地龙、白扁豆等化裁；热甚伤阴者配以清热养阴生津之药如麦冬、生地黄、沙参、芦根等；伤口红肿疼痛者配以金银花、当归、野菊花、紫花地丁、白花蛇舌草等。

（3）寒湿痹阻型：本型主要为寒象和湿象并存。临床表现常见身重，腰部、下肢冷痛，肤温偏低，患肢无力、麻木不仁或有抽搐，胃脘痞闷，饮食不馨，不欲饮水，舌淡胖、苔白滑，脉沉迟而缓。治以温脾祛湿散寒、温通经络为主。选方以肾着汤加味，偏寒者加用附子、川乌、桂枝、细辛等；偏湿者酌加薏苡仁、茯苓、白术、苍术、砂仁、白豆蔻等。

（4）痰湿阻滞型：本型多见于属痰湿体质的肥胖者，术后气血不畅，脾虚不运导致水湿停留。临床见胸膈痞闷，纳呆，肢体困倦，无汗或汗出而黏，痰多，伤口疼痛，舌质淡红、苔白润或腻，脉滑。治以理气化痰、祛瘀通络为主，方拟二陈汤合补阳还五汤加减。

（二）中期阶段（术后 8 ～ 14 天）

经过早期的辨证治疗，患者症状得以缓解，生命体征稳定，精神好转，胃气渐复，伤口疼痛减轻，患肢痹痛缓解或消失，肌力增加，鞍区麻木缓解或消失，可在床上进行简单的功能锻炼如双腿模仿踩单车动作、直腿抬高动作等。此期治疗主要以标本同治为原则，继续运用健脾益气养血、行气活血祛瘀、养阴滋阴、化痰祛湿清热、舒筋活络、通痹止痛等方法治疗；同时运用健运脾胃、补益肝肾之药进行辨证论治。脾胃为后天之本、气血生化之源，脾胃健运，气血生化充足则有利于加速机体的康复；肝肾亏损乃病之本，在症状缓解之时逐步加入补益肝肾之品旨在壮腰膝、强筋骨、通经络，有助于恢复椎体的稳定性，使患者逐渐由卧床向下地行走过渡。此期常用药物有党参、黄芪、山药、黄精、秦艽、五加皮、桑寄生、杜仲、续断、狗脊、山茱萸、枸杞子、淫羊藿、怀牛膝、骨碎补、牛大力、千斤拔等。

（三）后期阶段（14天以后）

此期治疗重点在于治本，调整阴阳，从肝肾论治兼顾脾胃，从先后天着手促使机体气血调和、经络通畅、筋骨强健，加以适当的功能锻炼。在治疗中根据患者偏阳虚或偏阴虚而采用相应的方药，以丸散长期服用。肾阳虚型患者多表现为腰膝酸软无力，遇风寒加重，得热缓解，平日喜卧，时有头晕，面色淡白或黧黑，肌肉萎缩，肤温低，舌淡胖、苔白，脉沉弱。治以温补肾阳为主，方用肾气丸；腰重脚肿者，取方济生肾气丸或右归丸。应坚持长期服之。肾阴虚型患者以肝肾阴虚为主要表现，症见肢体消瘦、腰膝酸痛、头晕耳鸣、口干咽苦、手足心热、失眠多梦、夜热早凉、盗汗，舌红、少苔，脉细数。治以滋补肝肾为主，取方六味地黄丸；头晕、膝软甚者，用左归丸；阴虚火旺者用知柏地黄丸。

（四）总结

①对经保守治疗后无明显好转者，应及时采取手术治疗；②术后强调辨证论治，根据标本缓急采用相应的治疗方法；③术后无论虚实，都有血瘀症状，应根据轻重酌情加入行气活血化瘀之药；④术后及时运用通经活络、利水消肿之药，有利于早期恢复神经功能；⑤术后适当运用健脾益气之药使气血生化有源、营卫调和；⑥术后以肾虚为本，宜长期调理肾气，补益肝肾，维持筋强骨健、正气充足；⑦中后期宜坚持适当的功能锻炼，如太极拳、八段锦等。

第三节 治疗膝痹（膝关节骨性关节炎）学术思想

中医学对于膝关节骨性关节炎的认识，没有专门的文献记载，过去也没有明确提出"膝关节骨性关节炎"这个病名。但在中医经典著作及历代文献中有类似本病的记载，根据其病因病机和临床表现看，应属于中医"痹证""骨痹""膝痹""历节""鹤膝风""痿证"或"痿痹"等范畴。纵观古今，多数医家从"膝痹"加以诠释。

一、"肾虚标痹"为膝痹的病因病机

《圣济总录·卷二十》曰："夫骨者肾之余，髓者精之充也，肾水流行，则满而骨强。适夫天癸亏而凝涩，则肾脂不长，肾脂不长则髓涸而气不行，骨乃痹而其证内寒也。外证当挛节，则以髓少筋燥，故挛缩而急也。"《张氏医通》载："膝为筋之府，膝痛无有不因肝肾虚者，虚则风寒湿气袭之。"邓晋丰教授认为膝痹的病因病机为"肾虚标痹"；石印玉亦认为本病是"本痿标痹"之证，其临床表现是痿痹并存，先痿后痹。亦有医家认为本病是痹证中的特殊类型。概而言之，中医学认为人至中年后，肝肾渐亏，筋骨失养，不荣则痛；加之风寒湿邪乘虚侵袭留驻关节，或跌仆扭伤或长期劳损，导致经络痹阻，骨脉瘀滞，不通则痛。肝肾亏虚是本病的发病基础，风寒湿邪侵袭及跌仆扭伤为发病诱因。正如王肯堂在《证治准绳》中所说："有风，有湿，有寒，有热，有闪挫，有瘀血，有滞气，有痰积，皆标也。肾虚，其本也。"巢元方《诸病源候论》曰："劳伤肾气，经络既虚，或因卧湿当风，而风湿乘虚搏于肾经，与血气相击而痛。"《医宗必读》曰："有寒湿，有风热，有挫闪，有瘀血，有滞气，有痰积，皆标也。肾虚，其本也。"其病因病机为本虚标实，肝肾不足、正气亏虚是本病发生的根本原因，风寒湿邪入侵，痰浊内蕴，瘀血阻滞经络为标，即"本痿标痹"。

二、膝痹的分型论治

膝关节骨性关节炎的中医药治疗，就其现状而言，已有的证候标准主要来自部分专家讨论和集体研究，邓晋丰教授在这方面有独到的见解，现总结如下：

膝退行性关节炎主要表现为经脉、血脉不荣和不通。不荣者虚多见，不通者则实多见，二者俱为引起疼痛的主要原因。故治疗上或温而通之，或疏而通之，或补而荣之，或动而通之，或逐而通之，或化而通之，或消而通之，凡不胜枚举，皆以"通""荣"为要，是为正治。

（一）肝肾不足型

因年老体弱，或先天禀赋不足，或后天劳损，肾肝亏损，致肾精亏耗，肝血不足，筋骨失其所主，则病不荣。症见膝部隐痛，转动不利，肢体痿弱，肌肤枯泽，坐立时痛甚，卧则痛减，甚则肌肉萎缩，或头晕耳鸣目眩，舌质淡，脉沉细。治宜滋肝补肾、益髓壮骨，轻症者多用巴戟天、淫羊藿，重症者则加仙茅。巴戟天、淫羊藿性味均辛甘温，辛以滋肾，甘温益气，能补肾阳而不灼肾水，为补肾助阳之轻剂；仙茅为补肾温阳之专药，功效强于前两者，与前两味合用则为补肾助阳之重剂。如兼阴虚证，则宜用滋润厚重之肉苁蓉和血肉有情之鹿角霜养精血而通阳气，阴阳双补。上述药物毕竟是温补之品，有燥伤阴津之弊，可配伍熟地黄、山茱萸、何首乌、阿胶等阴柔之品予以制药，此即"善补阳者，必于阴中求阳"之意。邓教授根据患者具体情况，或用轻剂，或用重剂，或阴阳双补，目的在于温补肾阳，鼓舞肾气，令气血流行，则经络痹阻自通。《类证治裁》之"总以补肾助真元，宣通经络，使气血流通，痹自已"即为此意。常以养肾滋肝方加减，处方：熟地黄、巴戟天、淫羊藿、金樱子、丹参、覆盆子、锁阳各10g，川芎12g，益智仁、钩藤、何首乌、阿胶等各15g。临证当辨肾阴、肾阳、肝血虚或肝肾两虚，选药略有侧重。适当外用膝部理疗手法疏经通络，四子散及蜡疗温经通络。

（二）风寒湿阻型

久居寒冷潮湿之处，或露肩而眠，或冒雨涉水，为风寒湿三气杂至，内客筋脉，脉络痹阻。症见膝部重着，痹痛不适，活动不利，遇阴雨或寒冷天加重，得温则舒，舌质淡、苔薄白或白腻，脉沉迟。若疼痛剧烈，遇寒痛增，不可屈伸，痛处不红不热，是为寒邪深重，宜选乌头、附子、细辛等温经散寒、逐痹止痛之辈；若顽痹不愈，关节肿大变形，疼痛顽固，舌质青紫，或舌有瘀斑，脉象沉涩，是为瘀阻络脉，宜酌加蜈蚣、桃仁、红花、土鳖虫、全蝎等以活血化瘀、通络止痛；治肾虚骨痹属寒湿凝滞者，唯以祛风散寒、除湿通络为首务。如痹证初始，病邪轻浅，则外邪较易祛除。若痹证日久，外邪久羁，步步深入，蛰伏于筋骨之间，则祛邪颇感棘手。此时，单纯温里散寒则邪无出路，单纯开表宣痹则里寒不除。表里不通，经络阻隔，则难以取效。治宜散寒除湿、温经通络。邓教授常用制川乌或熟附子配伍豨莶草、桑枝、徐长卿等温经通络。制川乌、熟附子为辛温大热之品，性走而不守，内达外彻，开通痹结，再辅以豨莶草、桑枝、徐长卿等舒经活络之品，痹结于经络筋骨之凝寒痼冷，皆能开通。川乌与附子是来源相同而功能类似之品，川乌温热之性稍缓，附子温热之性较峻。身无热之腰腿痛者可用川乌，身有寒之腰腿痛宜用附子。一般以生活在气温较高的岭南地区的患者多有热证，忌使用辛热之品。邓教授临床体会，膝痛患者大多为无热之阴证，有热之阳证少见，如《景岳全书》所云："（痹）热多者是阳证，无热者是阴证，然痹本阴邪，故唯寒者多而热者少也。"基于以上论述，邓教授总结出用熟附子、制川乌等辛温大热药治疗，其指征为"无热证"，确诊即可使用，每能取得较好的除痹止痛效果。虫蛇类药物性走窜，善行而数变，膝痛发病经年累月，植物药物通利作用不及虫类药，邓教授常选用全蝎、蜈蚣、土鳖虫、乌梢蛇、蕲蛇等虫蛇类药 1~2 味，增强通利经络的功效。方拟二乌汤加减，处方：制川乌（先煎）、制草乌（先煎）、茯苓、苍术、白芥子、羌活各 10g，甘草、麻黄、桂枝各 6g，威灵仙、五加皮各 15g，细辛 3g。临证须分寒湿主次，辨证用药。适当外用膝部理疗手法，疏经通络，并以丁桂散蜡疗温筋通络。

（三）气滞血淤型

有直接或间接膝部外伤史，跌仆闪挫损伤经脉，瘀血阻络，气机阻滞，不通则痛。症见突然跌仆，膝部当即不能屈伸转侧，压痛拒按，或痛连大小腿、胀痛，或痛有定处，日轻夜重，痛如针刺，初期舌质正常或有瘀斑，脉弦紧或涩。治宜活血行气，通络止痛，邓教授常以桃红四物汤加减，处方：桃仁、当归、川芎各 6g，红花、赤芍、熟地黄、茯苓各 10g，葛根 20g，天花粉 15g，三七末（冲服）3g。适当配合膝部手法疏经通络，四黄膏贴敷化瘀通络。

（四）气虚血弱，经络阻滞型

若痹证日久，肢体麻木，形体消瘦，面色萎黄，舌质淡、脉细弱，是为血虚为著，当重用熟地黄、鹿角胶，酌加当归、白芍等以增养血和营之功。体弱虚损，气血不足，经脉欠盈，血虚不能滋润肢节，气虚不能鼓舞经气，而致气虚血滞，经脉不荣。症见膝部酸痛，麻木不仁，或麻甚于痛，昼轻夜重，肢体痿弱，头痛目眩，神疲乏力，面色萎黄，舌质淡或有斑点、苔薄白，脉细弱或虚弱。治宜益气养血、活络通痹，方用人参养荣汤加减，处方：党参、茯苓、白术、熟地黄各 10g，远志、当归、陈皮、甘草、桂枝各 6g，黄芪 20g，白芍、五味子、大枣各 15g。临证当辨气虚、血虚或气血两虚，处方用药略有侧重。

三、膝痹的用药经验

邓教授在对膝痹的研究和治疗中，用药胆大心细，遣方用药配伍精当，味少力专，长于温补、健运脾胃、祛湿化痰以及化瘀通络，针对所犯经络不同，擅用引经药物，使药物能直达病所，尤擅使用毒药、虫药、藤药以及南药治疗，临床疗效确切，具有独特的岭南特色。

（一）调脾扶正善用芪术五爪龙

邓教授指出，脾胃为后天之本，机体生长发育、机能强劲、气血旺盛均依赖于后天之运化。在膝关节炎病理过程中，脾起着重要作用，如肌肉丰满与否，肢体强劲与否，气血盈亏与否以及湿浊形成、痰饮留聚等因素均与脾息息相关。由于脾具有喜燥恶湿，得阳始运的特点，因此调脾主要在于温、健、行，温则阳足，健则气旺，行则无湿。黄芪和白术在中药学中均被列为上品。《本草正义》谓"黄芪具春令升发之性，味甘气温色黄，皆得中和之正，故能补益中土，温养脾胃"，《本草备要》谓"生用固表、温分肉、实腠理，炙用补中、益元气、温三焦、壮脾胃"。白术，《神农本草经》谓"主风寒湿痹"，《本草求真》指出"白术味苦而甘，既能燥湿实脾，复能缓脾生津，且其性最温，服之能健食消谷，为脾脏补气第一要药也"。邓教授指出，黄芪甘、微温，主入脾肺二经，为补气升阳之要药；白术性甘、苦、温，归于脾胃二经，功专补脾健胃、燥湿利水，黄芪长于温阳补气，白术长于燥湿利水，相须为用可使脾气健旺，脾阳充盛，脾燥无痰湿之弊。临床中大量应用效果较好，如表虚用生黄芪，里虚则炙用，常用量30～60g，重者达 90～120g；而白术生用通利，炒用健脾，亦量大取胜，如治疗湿阻痹痛用量常达 30g 以上。邓教授特别指出，黄芪补气温阳虽好，但升举有余而偏于阳分，气虚阳虚者固宜升提，而阴虚火扰者却非所宜，可予南药五爪龙代替之。五爪龙为岭南粗叶榕的根，号称南黄芪，味甘，性温和，气味芳香，功善健脾化湿、行气化痰、舒筋活络，与白术配伍后健脾祛湿温阳之力增，却无上火之虞，该药岭南用之最广，用量亦偏大，轻者 30～60g，重者可增至 120g。

（二）温阳散寒喜用麻桂姜附辛

邓教授认为，岭南之人因气候关系，皮肤腠理疏松，体质偏弱，阳气不足，所患膝关节炎多寒湿缠绵、经久不愈。患者表现为寒象明显，冬春加重，尤以妇人为多见，因此主张温阳散寒。温阳散寒非麻黄、桂枝、附子、细辛之类莫属，其喜用伤寒之麻附细辛汤、桂枝汤加味、乌头汤或四逆汤等治疗，以期恢复阳气，逼走阴霾寒湿，每获良效。邓教授指出，附子善行上中下三焦，通行十二经，走而不守，凡肢节腠理皮里膜外，无不能达到，所到之处皆云消雾散，重现暖阳。《本草汇言》谓："附子，回阳气，散阴寒，逐冷痰，通关节之猛药也。"乌头与附子同属，功效相似，但长于祛风逐痹，助阳之力稍逊附子，故后人有云"附子逐寒，乌头祛风"。肉桂为桂树皮，主里，辛甘热，补火助阳，散寒止痛，温通经脉，还能鼓舞气血生长，《名医别录》谓之"主温中，坚骨节，通血脉"，《本草纲目》谓其善治"沉寒痼冷之病"，其常与附子相须为用，温阳散寒，温通经脉，消除经脉中痰湿之患，还可鼓舞气血生长，一举三得。桂枝为桂树嫩枝，主表，长于解表寒，调和营卫，能温通经脉、通阳化气，常用于脾阳不足，痰湿内停，《本经疏证》谓之"利关节，温经通脉，其用之道有六，曰和营，曰通阳，曰利水，曰下气，曰行瘀，曰补中。其功最大，施之最广"。麻黄辛苦温，风湿痹证用之专取其宣散以散表寒，温肺脏以化痰饮，更可入少阴经以散肾经之寒，《神农本草经》谓之主"百节拘挛，风湿痹痛"，每与附子、麻黄同用，以解里外之寒。干姜与生姜，炮制不同，功效有别，一主里寒，一主表寒，为治疗风寒痹阻、脾胃虚寒之要药，干姜常与附子同用，生姜常配以桂枝。治疗表里同寒时，邓教授喜用大剂量麻黄、附子、细辛，通常麻黄 10 ~ 20g，附子20 ~ 30g，细辛 15 ~ 20g，并同时加入熟地黄 10 ~ 30g 以缓麻黄辛燥发散之性，使寒散而正不伤；寒湿蕴积化热之证，则附子 30g 和石膏 30g 相须为用，借石膏之寒以清热并制附子之温燥；借附子之温燥以化寒湿并制石膏之辛寒，二者相得益彰；脾胃虚寒、脾肾阳虚之证，邓教授又常照伤寒四逆之意，应用附子、干姜、肉桂之辈消除中下二焦之阴翳，多药到病除。以制附子、制川乌为主药内服时，剂量少则 10 ~ 20g，多则 30g；外用生川乌、生草乌以逐痹常用至 30g。邓教授指出，一般乌头、附子用量在 10g 之内，药力不够不能到达病所，应根据患者体质、性别、虚实、长幼等实际情况予以分别对待，可逐量加之以适应，或先煎、甘草煎、蜜煎以制其毒性，或间断应用，待取效后予以甘淡渗湿之品，如薏苡仁、泽泻、茯苓等以泄其蓄积之毒。在使用指征上，但凡舌质淡红，或红而润；舌苔白、润、微腻，甚或黄而湿润；口不渴，或渴不多饮，或喜温饮；脉沉、弱、短、空、软；声不洪亮；便溺清不黄者，皆可大胆应用。但乌头、附子毕竟性刚猛，应用时可加入白芍、甘草等甘润之品以减其辛散刚烈之性，留其温熏之功。

（三）祛湿首推三仁二泽苍藿兰

邓教授指出，岭南之地多湿少燥，多热少寒，其地之人每易中湿。人处其中，常年自觉黏腻不爽，特别进入夏季，如置身蒸笼之中，氤氲之气历久不能弥散，湿邪中人多表现为头身困重、胸闷不饥、苔腻或黏如胶腻，如夹寒者则出现头痛恶寒、关节湿肿冷痛；如夹热者则关节肿痛而发热，因此处方遣药时需特别注重祛湿。他指出湿邪不除，则人无一日安宁，故治疗上或祛风除湿使湿从风化，或发汗解表使湿从表而出，或芳香化湿以重振中阳，或利水消肿使湿从小便而下，或温中以散寒使湿得温而气化，否则治必不效。临床上如苔垢多涎、口甜口腻多用佩兰，其性芳香化湿，用量多在 30 ~ 50g，《本经》谓之"上品，主养命以应天，无毒，多服久服不伤人"。如夏月暑湿感寒则多用广藿香、南豆花，邓教授认为其为道地药材以应天命而祛湿。如全身中湿，其人头目昏眩、肢体困重者，多用苍术，《药品化义》谓其"主治风寒湿痹，山岚瘴气，皮肤水肿"，邓教授认为其可通治表里上下，一身内外之湿，但其性芳香燥烈，用时多以米泔水减其燥性。如三焦湿温则喜用鞠通三仁汤为底加减治疗，邓教授谓三仁实天、地、人三才之别称。其中杏仁入上焦肺经主天，盖肺主一身之气，气化则湿亦化；蔻仁入中焦脾胃主人，其性芳香化湿、行气宽中，畅中焦之脾气；薏苡仁入下焦之地，甘淡性寒，利湿清热而健脾，可疏导下焦，使湿热从小便而出。《本草新编》谓薏苡仁"凡湿盛在下身者，最宜用之"，故三药相合，宣上畅中渗下，使湿温之邪得以从三焦分消。杏仁用量多为10～15g，蔻仁为20～30g，薏苡仁为30～60g，用量宜偏大，务必使湿温之邪尽从三焦而出，以免逐之不尽湿温之邪旋即复来。正如《本草新编》所谓"凡遇水湿之症，用薏苡仁一、二两为君，而佐之健脾祛湿之味，未有不速于奏效者也，倘薄其气味之平和而轻用之，无益也"。如早期关节肿胀、困重，邓教授指出湿胜则肿，痹证致肿重在祛湿，常以泽泻、泽兰相互配合利湿消肿，他指出泽泻性甘淡寒，善于清下焦湿邪，而泽兰则辛苦温，长于利湿消肿、活血通经，二者寒温相配，能使湿去、血行、经通不伤正。泽泻用量15～30g，泽兰15～30g。

（四）豁痰专用星芥半夏与僵蚕

邓教授指出膝关节炎离不开"痰"和"湿"，湿为痰之始，痰为湿之渐。然早期以湿为重，中后期则以痰瘀为重，故早期应祛湿，中后期则要祛痰。古人云"百病多由痰作祟"，说明痰邪引起的病变性质变化多端，结合湿则成湿痰，结合寒则成寒痰，结合风则成风痰，结合瘀则成瘀痰，结合燥则成燥痰，结合热则成热痰，痰结日久不散则形成顽痰，因此膝关节炎中后期表现为关节肿大、畸形、滑膜增生，或痰核形成或久治不效者，皆从痰治，往往疗效显著。邓教授常用祛痰药物为天南星、半夏、白芥子和僵蚕，谓之为祛痰四大金刚。天南星，味辛而麻，气温而燥，《本草求真》谓其"唯其性燥，则凡稠痰固结、筋脉拘挛，得以能通，以其燥能除湿而痰自去也，专主经络风痰"。邓教授指出天南星专主经络之痰而止骨痛，对于膝关节炎疼痛严重者，量少则力薄，故常须用之30g以上，方可蠲痹止痛。白芥子，辛散温通、气锐走散，能通经络而利气机，《本草纲目》云其"利气豁痰，除寒暖中，散肿止痛。治喘咳反胃，痹木脚气，筋骨腰节诸痛"，《开宝本草》谓白芥子主"湿痹不仁，骨节烦痛"。邓教授指出其善除皮里膜外之痰，而解肢体关节疼痛，用量15g，量过大则易致人呕吐，故常配伍半夏以调脾防呕。根据《内经》之半夏秫米汤治疗失眠症，邓教授认为半夏具有高效镇静催眠之功，对于膝关节炎疼痛严重者常联合天南星而重用之，收效甚捷。僵蚕性咸辛平，能祛风清热、化痰通络，《本草汇言》谓其"凡诸风、痰、气、火、风毒、热毒、浊逆结滞不清之病，投之无有不应"，其主治风与痰，对于膝关节炎疼痛时轻时重者，邓教授认为必有风邪作怪，因风为阳邪，其性主开主动，风行则痰行，疼痛减轻，风止则痰停，疼痛加重，故常加入僵蚕风痰同治，用量常达 15 ~ 30g。

（五）逐瘀灵脂乳没与虫药

邓教授指出膝关节炎离不开"痛""拘""肿""畸"四大主症，而"痛"始终贯穿在整个病理演变过程中。中医学认为，痛之所以发生，原因在于经络不通，气血不行，不能荣养而引起疼痛，气行则血行，气停则血停，血停则积，积则成瘀，因此瘀是贯穿整个疼痛期的最重要因素。《类证治裁·痹证论治》谓之"痹久必有痰湿败血瘀滞经络"，后期瘀可作为单独致病原因或和浊痰相互勾结形成痰瘀互结，阻滞络脉，深入骨骱，胶结难愈，即叶天士所谓"久病入络"。治疗上早期瘀滞病情轻且性质简单，通常桃红、四物之辈即可见效。然后期瘀滞入络，则非植物药类所能胜任，此时瘀滞成胶痼之态，必用辛香走窜之猛药方能通瘀于络脉之中，因此常乳香、没药相须为用，二者为树脂，气味芳香走窜，能直达络脉，前者善于活血舒筋，后者长于活血散瘀，可通利关节、舒缓拘挛、化瘀定痛，用量 10 ~ 15g。灵脂为鼯鼠粪便，味咸主入血分，功善通脉散瘀，邓教授谓其能活血止血而不留瘀，是治疗瘀阻入络疼痛的要药，然其味大，量大则臭，往往令人难以下咽，故用量常在10g以内。对于"久病入络""久痛入络"之患者，邓教授还常加入虫类药物以搜风逐瘀通络，如蕲蛇、白花蛇、乌梢蛇、蜈蚣、全蝎、露蜂房、穿山甲、土鳖虫、蚵蟷虫等。他指出虫类药物多具有飞升走窜之性，善于搜剔宣通经络，其药性猛而效专，但多有毒性，所以临床应用应注意配伍和用量，做到邪去而不伤正，中病即止，以免产生不良反应。单味药量不足时，可采用两味或三味虫药配合使用，如蜈蚣配全蝎即是典范。全蝎，味辛、咸，性平，能搜风开瘀通络止痛。蜈蚣味辛，性温走窜之力最速，内入脏腑，外达经络，凡气血凝聚之处皆能开之。两者配伍，走窜之力更胜，擅入络脉，搜邪剔络，无血者走气，有血者走血，通络止痛之力倍增。蜂房，走窜散结通阳，能深入隧络，攻剔痼结之痰瘀，对关节僵肿和屈伸不利者有效。地龙，性味偏寒，有通经活络、清热利水之功，对膝关节瘀热疼痛者最宜。对于瘀久夹风之患者，通常加入蛇类血肉之品以搜风化瘀通络，特别是蕲蛇，《本草纲目》记载其能"透骨搜风，内走脏腑，外彻皮肤，无处不到也"。虫类药物因其芳香辛燥，容易耗血动血，因此阴虚者少用，或加入养阴活血药物当归、白芍、熟地黄等以缓和。全蝎常用量为10g，蜈蚣为2条，蛇类10～30g，地龙15～20g，蜂房10～15g。

（六）解挛善用芍桂草木瓜

对于关节拘挛者，邓教授在早期加入活血化瘀药物、中后期加入虫蛇类药物的同时，常以木瓜、白芍、甘草和桂枝组方进行治疗。木瓜常用量为 30 ~ 60g，白芍 40 ~ 60g，甘草 20 ~ 30g，桂枝 15 ~ 30g，其谓木瓜酸温，入肝，功专下行柔筋缓急，白芍味酸主入肝经，肝藏血主筋，大量白芍能补血柔肝、缓急止痛，加入桂枝温通经脉、通阳化气，加入甘草缓急止痛，四药合用能很好地缓解关节拘挛疼痛。

（七）益肝肾兼入有情之品

邓教授指出肝主筋，肾主骨，肝肾亏虚是膝关节炎的主要病机，根据辨证可分为阳虚和阴虚，故处方用药时常将补肾助阳和滋阴补肾作为治疗重点。其助阳者，轻症者多用巴戟天、淫羊藿，重症者则加仙茅。巴戟天、淫羊藿性味均辛甘温，辛以滋肾，甘温益气，能补肾阳而不灼肾水，为补肾助阳之轻剂，常用量为 15 ~ 20g；仙茅常用量为 15 ~ 20g，为补肾温阳之专药，功效强于前两者，与前两味合用则为补肾助阳之重剂。如兼阴虚证，则宜用滋润厚重之肉苁蓉和血肉有情之鹿角霜养精血而通阳气，阴阳双补。需要注意的是，上述药物具为温补之性，有燥伤阴津之弊，因此可配伍熟地黄、山茱萸、何首乌、阿胶等阴柔之品予以制约。其滋阴者，多用熟地黄、山萸肉、当归、怀山药、麦冬、玉竹、石斛、女贞子、枸杞子、知母、黄柏，同时加入龟板、鳖甲或河车等血肉有情之品以及少量附子和肉桂，此即"善补阴阳者，必于阳中求阴或阴中求阳"之意。邓教授常根据患者的具体情况，或轻剂，或重剂，或助阳，或滋阴，或阴阳双补，目的在于补肾填精，鼓舞肾气，令气血流行，则筋骨强劲，经络自通。正如《类证治裁》所谓"总以补肾助真元，宣通经络，使气血流通，痹自已"。

（八）善用引经助药达病所

由于膝关节炎致病原因复杂，邓教授通常加入一些引经药物令治疗药物能够直达病所，所选药物皆性善下行，能直入膝部产生良好疗效。如湿重常加入防己、木瓜、独活、萆薢；热重常加入黄柏、地龙、泽泻、忍冬藤、络石藤；瘀重常加入牛膝、走马箭；虚者加入五加皮、怀牛膝；骨赘多者常加入威灵仙；血虚者加入鸡血藤；关节拘挛者加入宽筋藤等。

四、膝痹疼痛的新机制

（一）不稳则痛

邓教授认为，膝部为全身负重之枢纽，因急性损伤或慢性劳损，筋出槽、骨错缝，致气血不畅，肢节不顺而发为本病。意即西医学之动力及静力系统失衡，表现为筋出槽、骨错缝。症见膝强直拒动，不敢俯仰转侧，动则痛甚，卧则缓解，时有牵掣痛，舌淡、苔白或白腻，脉弦涩。治疗关键在纠正移位，理顺筋脉，增强躯体稳定。治以正骨手法为主，同时配合蜡疗、膏药、中药。手法治疗时患者取坐位或卧位，先于局部用揉法、㨰法、提法、拿法、点法放松膝部；再于阿是穴附近捏拿，逐步屈伸旋转膝关节，予以髌骨关节弹拨，手握踝部轻微抖动。手法治疗后局部以四子散及蜡疗温筋通络、四黄膏贴敷化瘀通络。同时辨证内服中药。

（二）久行则痛

邓教授认为，负重关节炎发病率增高还与自我保健意识不足、日常活动少且不科学有关。膝的预防保健及康复治疗关键在于怎样活动。中老年人长期站立行走，易劳倦内伤，"久视伤血，久卧伤气，久行伤筋，久坐伤肉，久立伤骨"，疲乏少动而发病。医者须指导患者做非负重运动，如行走扶拐，减少上下楼梯及爬山活动，减轻体重，并纠正日常生活久蹲久站的不良习惯，对防治膝痹大有裨益。

五、重症膝痹的治疗原则

对病变严重且有持续疼痛及明显功能障碍者可考虑手术治疗，手术方法包括骨赘或骨切除、关节融合、关节成形和人工关节置换等，手术方式的选择主要根据患者的年龄、受累关节程度、医患期望值等多种因素而定。当骨关节炎伴明显的膝内翻或外翻畸形时，可采用胫骨或股骨截骨术，纠正关节错乱排列，使较多的正常软骨面复位，共同承受负荷，缓解疼痛；晚期患者也可行人工关节置换术，使患者解除痛苦，改善功能及提高生活质量。

第三章　常见颈腰腿痛病症诊治思路及验案

第一节　颈椎病

一、诊治精要

颈椎病是因颈椎间盘组织退行性改变及其继发性病理改变，累及周围邻近组织（神经根、脊髓、椎动脉、交感神经等），出现相应临床症状和（或）体征的疾病。这个定义包含了三方面内容：①颈椎间盘的退变；②累及周围组织，主要是神经根、脊髓、椎动脉、交感神经等，可累及一种或同时累及几种；③出现相应的临床症状和（或）体征。临床表现与影像学所见相符合者，可诊断为颈椎病；具有典型颈椎病临床表现，而影像学所见正常者，应注意除外其他疾患后方可诊断为颈椎病；仅有影像学表现异常，而无颈椎病临床症状者，不应诊断为颈椎病。目前公认颈椎病的病因是脊柱退行性改变。其发病始于外在因素，如颈椎长期过度活动、姿势不当或头颈部外伤等，引起颈椎的退行性病变。颈椎病是中老年人多发病、常见病之一，据调查，40～50岁的人有25%罹患颈椎病，60～70岁人群颈椎病的发病率更是达到50%以上。由于颈椎病病情反复发作，已成为影响中老年人的主要疾病，严重危害健康，影响工作和生活。

其实中医学中并无颈椎病一名，但依据本病的病因病机和临床表现，分别属于中医"项痹""眩晕""痉证"及"痿证"的范畴。

（一）中医病因病机

中医认为，颈椎病的发生、发展与体质的盛衰以及生活环境、劳损、外伤等有密切的关系。

1. 体质虚弱

由于患者素体虚弱，气血不足，腠理空疏，易为外邪所侵；既病之后，正不能驱邪外出，以至风寒湿热之邪得以逐渐深入，留连于颈项筋骨血脉。尤其是人至中年，营卫气血渐弱，肝肾渐衰，筋骨懈惰，血脉壅滞，最易出现颈椎病。

2. 外邪入侵

即便是体质良好者，如果长期感受寒湿，风寒湿之邪杂至，日久亦可积而成疾。而体质虚弱或过劳之时，外邪更易入侵而为病。

3. 外伤及劳损

颈部外伤必然导致局部经脉气血瘀滞不通，慢性劳损是指经久的积累性损伤，如颈部长时间在某些强迫或被动体位之下，会导致气血失和，经脉不通。日久血瘀痰聚，累及肝肾督脉，则病根深入，缠绵难愈。

（二）西医病理机制

1. 颈椎的退行性变

颈椎间盘的纤维环在 20 岁前就开始退化，髓核亦于 25 岁左右出现退变，稍后椎体的软骨亦出现退变，并逐渐失去其半透明膜的作用，从而加快了髓核和纤维环的变性和老化。颈椎间盘的退变可继发颈椎失稳，长久下去，椎体边缘便出现骨质增生、骨刺形成、韧带肥厚，从而继发椎间隙狭窄、椎间孔狭窄、椎管狭窄等。

2. 慢性劳损

慢性劳损是指超过生理活动的最大限度或局部所能耐受值的各种超限度活动，这是颈椎退变的最关键的病因。常见的慢性劳损包括：

（1）不良体位：如枕头过高、平卧位或俯卧位屈颈看书，均可造成椎旁肌肉、韧带及关节的失衡和劳损。长期下去必将累及椎间盘及其周围组织，并波及椎管内脊髓与神经根。

（2）工作姿势不良：如打字员、会计、电脑操作员、办公室文员等长期低头和耸肩工作。日常生活中台椅高度不合适亦易致肩颈劳损。

（3）不适当的体育活动和外伤：如用头部撞球，头顶地面翻跟斗，跳水时姿势不当，颈部前屈或后伸受伤，急刹车时头部的前俯后仰损伤等，均可造成颈椎韧带和椎节的损伤。

综上所述，颈椎病的主要病因是椎间盘退变，这种退变的快慢与程度又因人而异，同时与外伤、不良生活习惯和不良姿势有密切关系。

椎间盘退变之后的病理改变，一方面椎节可因之失稳，另一方面可能出现髓核突出，椎管内的窦椎神经末梢受到刺激会出现颈部疼痛的症状。骨刺作为颈椎失稳后的产物，能加强椎节的稳定性。同样的，小关节的增生、黄韧带的肥厚，都是代偿椎节失稳而出现的，这些增生、肥厚，引起椎间孔和椎管狭窄及骨刺外突，对神经根、脊髓、交感神经、椎动脉及食管等造成压迫。

神经根受压后可出现神经根性疼痛和感觉障碍。机械压迫的同时，也产生化学致痛因子，引起无菌性炎症。压力的持续可继发粘连性蛛网膜炎，神经根本身亦可能出现缺血改变，甚至出现变性。

脊髓可受到椎体后缘后突之骨赘和髓核的刺激和压迫，尤其是椎管发育性狭窄，或继发性椎管狭窄时。脊髓本身的血管，如脊髓前中央动脉或沟动脉，则易受到来自前方的压迫，引起脊髓的缺血。脊髓受压后出现病理改变的程度，取决于压迫的强度和持续的时间，如超过脊髓的耐受性，则逐

第三章　常见颈腰腿痛病症诊治思路及验案

渐出现变性、软化和纤维化，甚至形成空洞和囊样改变，造成不可逆的病理改变。

椎动脉则因钩椎关节增生或移位受刺激和压迫，早期的改变是血管的折曲与痉挛，长期下去则出现管腔狭窄，继发椎基底动脉供血不足，出现头晕、耳鸣、失眠等一系列症状，并可诱发脑血管疾病、老年性痴呆等。一侧椎动脉受压尚不至于产生供血不足的症状，但若一侧有病变，而向健侧转头，使健侧椎动脉受压时，即可出现眩晕或晕厥等症状。

老年人的椎动脉常发生粥样硬化，造成局限性管腔狭窄和动脉管壁的顺应性减低，当头部做旋转活动时，更加重了基底动脉的供血不足，这是体位性眩晕的根本原因，也是椎动脉型颈椎病的内在原因。大量的交感神经包绕在椎动脉的周围，钩椎关节增生及椎节失稳时交感神经受刺激；同时，交感神经的节前纤维亦随脊神经根通过椎间孔，颈椎间盘及骨质的退变亦易刺激和压迫这些交感神经。交感神经受刺激后，可引起心脑血管、胃肠道等自主神经系统的症状。颈交感神经包绕椎动脉，能调节椎动脉的收缩与舒张，受刺激后可致椎动脉痉挛，同样可出现椎基底动脉缺血性改变为主的头昏、眩晕、耳鸣、失眠等症状。

总之，颈椎病的发生是以脊髓、脊神经、椎动脉、交感神经等组织受累为病理基础的，可以是以上组织的单一病变，也可以是多种同时改变，从而表现出多种多样的临床症状。

（三）诊断要点

1. 神经根型颈椎病的诊断要点

（1）与病变节段相一致的根性症状与体征。

（2）压颈试验或臂丛牵拉试验阳性。

（3）影像学所见与临床表现一致。

（4）痛点封闭无显著疗效。

（5）除外颈椎以外的病变（胸廓出口综合征、网球肘、腕管综合征、肘管综合征、肩周炎等）。

2. 椎动脉型颈椎病的诊断要点

（1）颈性眩晕，可有猝倒史。

（2）旋颈征阳性。

（3）X线片有颈椎退行性变的异常所见。

（4）多伴有交感神经症状。

（5）应除外眼源性、耳源性眩晕。

（6）除外椎动脉第Ⅰ、Ⅲ段供血不足，神经官能症与颅内肿瘤等。

（7）确诊或手术前需行椎动脉造影或数字减影椎动脉造影。

3. 脊髓型颈椎病的诊断要点

（1）具有脊髓损害的临床表现。

（2）影像学检查显示椎管狭窄、颈椎退行性改变。

（3）应除外肌萎缩侧索硬化、椎管内肿瘤、末梢神经炎等其他疾病。

第三章　常见颈腰腿痛病症诊治思路及验案

（四）中医治疗概要

大多数颈椎病经非手术治疗后均能好转或痊愈，而少数如脊髓型和重症的神经根型颈椎病等非手术治疗无效者，则可采用手术治疗。

1. 辨证治疗

（1）痰瘀交阻型

【证候特点】肩颈痛日久，反复发作，缠绵难愈，或痛则剧烈，或麻木不仁，或不痛而麻，或伴手足无力、肢体偏瘫，舌质淡暗，有瘀斑，苔白腻，脉细滑或涩。

【治法】活血化瘀，祛痰通络。

【代表方剂】身痛逐瘀汤加减。

【基本处方】桃仁 9g，红花 9g，当归 9g，五灵脂 6g，地龙 6g，川芎 6g，香附 3g，羌活 3g，秦艽 3g，牛膝 9g，蜈蚣 6g，全蝎 6g。每天 1 剂，水煎服。

【加减法】本方活血化瘀和化痰通络力强，专用于痰瘀交阻型疼痛较剧、体质较强者。若体质稍弱但痰瘀之邪较盛，疼痛较甚，仍可使用本方，因其力专而强，可取得良效，但易伤元气，应中病即止，疼痛缓解后减红花、五灵脂、蜈蚣，加党参 15g，鸡血藤 15g 以益气养血。体质较弱、面色无华脉微者慎用。

（2）湿火流筋型

【证候特点】颈肩臂胀痛酸麻，伴口苦、咽干，渴不欲饮，肢体烦热，面目红赤，小便短赤，大便不爽，或里急后重，舌质淡红，苔黄腻，脉弦或滑数。

【治法】清热利湿，舒筋活络。

【代表方剂】清热利湿汤（广东省中医院验方）。

【基本处方】羚羊骨（先煎）15g，龙胆草12g，绵茵陈24g，栀子12g，黄柏12g，蚕沙15g，生薏苡仁30g，滑石30g，桃仁9g，姜黄12g，桑枝15g。每天1剂，水煎服。

【加减法】便秘者加大黄（后下）10g，胃脘胀痛者去龙胆草、蚕沙，加川厚朴10g，枳壳10g。

（3）气血不足型

【证候特点】发病已久，缠绵不愈，其痛稍缓，或麻木不仁，遇劳则复发，面色少华，舌淡，脉弱。

【治法】益气养血，佐以活血通络。

【代表方剂】黄芪桂枝五物汤加减。

【基本处方】黄芪30g，桂枝10g，当归10g，生姜5g，白芷10g，白芍20g。每天1剂，水煎服。

【加减法】偏于气虚者加大黄芪用量至60g；偏于阳虚者加熟附子（先煎）10g，疼甚者加姜黄6g，威灵仙6g，防风6g以祛风通络；偏于血虚者加首乌10g，川芎10g，鸡血藤15g以养血；肝肾阴虚者加桑寄生15g，杜仲12g，牛膝12g，天冬12g，山萸肉12g以益肝肾、强筋骨。又有以心悸失眠为主要表现者，可用归脾汤煎服，方药为：酸枣仁15g，党参20g，黄芪30g，白术15g，茯苓15g，炙甘草 9g，远志 10g，龙眼肉 15g，五味子 10g，每天 1 剂，水煎服。

（4）阳虚痰阻型

【证候特点】眩晕，恶心，或四肢麻木不仁、无力，或疼痛，体形虚胖，肢凉怕冷，小便清长，大便溏薄，腰膝酸软，舌质淡胖，苔白腻，脉细滑，重按无力。

【治法】温阳益气、化痰利水。

【代表方剂】真武汤加味。

【基本处方】熟附子（先煎）15g，桂枝 10g，生姜 3g，茯苓 15g，白术 12g，白芍 10g。每天 1 次，煎服。

【加减法】表现为眩晕者加人参 15g 以益气，天麻 12g 以祛风化痰。表现为肢体无力瘫软者，督脉阳虚，宜大补元阳，加人参 15g，鹿茸（与人参一起炖服）3g，黄芪 30g，巴戟天 15g 以峻补元阳。表现为肩臂疼痛、入夜锥痛难忍者，重用熟附子 30g，干姜 6g，巴戟天 15g 以壮阳祛寒。

（5）肝肾阴虚型

【证候特点】肩颈痹痛麻木，或手足肌肉萎缩，或四肢拘紧，行走不稳，伴口干，体削，面色潮红，心烦失眠，口苦咽干，肌肤甲错，大便干结，小便短涩，舌红绛，苔无或少，脉细。

【治法】滋肾养肝，佐以活血通络。

【代表方剂】六味地黄丸加味。

【基本处方】熟地黄 15g，山药 15g，山萸肉 10g，丹皮

6g，茯苓 10g，泽泻 10g，当归 6g，桑枝 15g，络石藤 12g，田七 3g，丹参 15g。每天 1 次，水煎服。

【加减法】阴虚阳亢，肝风内动，出现四肢拘紧、行走不稳者，去丹皮、当归、泽泻、田七，加石决明（先煎）30g，牡蛎（先煎）30g，桑叶 12g，钩藤 12g，菊花 10g，全蝎 10g 以平肝止痉。

（6）痰火上扰型

【证候特点】眩晕，头痛，胸闷烦热，恶心欲呕，口苦，舌质红，苔黄腻，脉滑数。

【治法】清热化痰。

【代表方剂】温胆汤加味。

【基本处方】竹茹 15g，茯苓 15g，半夏 9g，枳实 12g，陈皮 3g，胆南星 10g，羚羊骨（先煎）15g，黄芩 10g，僵蚕 12g。每天 1 剂，水煎服。

【加减法】面赤唇红，口渴，舌红苔黄厚者，加黄连 6g，龙胆草 10g 以清热平肝。头颈作痛，加僵蚕 10g，全蝎 10g 以通络化痰止痛。

（7）风寒痹阻型

【证候特点】肩颈疼痛初期，局部肌肉拘紧，或窜痛至上肢，痛处无固定，舌淡红苔白，脉浮紧。

【治法】祛风散寒，养血活血。

【代表方剂】疏风活血汤。

【基本处方】羌活 12g，独活 10g，防风 10g，白芷

10g，葛根 15g，升麻 6g，红花 6g，桃仁 6g，当归 10g，川芎 10g，白芍 12g，甘草 3g。每天 1 剂，水煎服。

【加减法】年老体弱肝肾不足者加熟地黄 15g，何首乌 15g，肉苁蓉 12g，鹿衔草 12g。面色无华，气短，语言低怯、手足厥冷者为阳气不足，加熟附子 10g，巴戟天 12g，锁阳 10g，人参 15g 等以温阳散寒。

2. 外治法

（1）手法治疗：手法是治疗颈椎病的主要方法之一。当前临床上较为常用的手法包括按摩、推拿及复位等方法。按摩的主要作用是缓解肌肉痉挛，改善局部血液循环，适用于各种类型颈椎病，对于颈型颈椎病疗效较佳，神经根型者常配合牵引疗法，椎动脉型者亦将其作为辅助疗法之一。单纯而正规的按摩手法无不良作用，亦适用于颈椎病手术后肌肉痉挛、粘连的病例，对于脊髓型颈椎病亦可使用，但需特别注意动作要轻柔，不要做整骨复位的操作。推拿是指用较大力量的操作，对颈部的肌肉进行按压，并对头颈部和肩等关节进行搬动。复位则是针对颈椎的错位，通过端提、旋转、推顶等操作达到纠正错位的目的。对颈椎病的手法治疗，必须掌握其适应证，同时，对推拿和复位的操作，必须由有经验的医师担任，警惕颈椎骨折，脊髓及神经根等损伤的意外发生。

按摩舒筋法：术者站于患者身后，双手掌根按摩双侧肩部、颈部的肌肉至局部发热。自枕骨粗隆两侧顺颈肌而下做揉捏手法，再提捏双肩肌肉 8 ~ 10 次。并点按风池、肩井、大椎、合谷、后溪和痛点，力度以局部感到酸胀为宜。局部可触及条索状或硬结者，此为局部肌肉的痉挛和粘连，可由轻至重，一边揉按，一边弹拨，耐心操作，直至筋结松解，疼痛可大为缓解。此法适用于所有类型的颈椎病。

推拿手法：其操作较前者为重，操作者通过双手将患者颈、肩、背部肌肉做较大幅度之推按，在对颈部软组织推拿的同时，尚需对患侧上肢做相应的提拉、旋转、抖动等手法，以达到活血化瘀、舒筋活络的目的。适用于颈型、神经根型颈椎病。但对脊神经损害明显者，不能牵拉上肢，以免加重神经根的损伤。此法可能加重椎动脉型颈椎病的眩晕等症状，一般不宜用于椎动脉型颈椎病。脊髓受压者，也不宜选用，以防意外。

旋提复位手法：通过对患者头颈部的拔伸、旋转、推按等方法，以达到调整颈椎椎体间关节、小关节及钩椎关节之咬合状态，和改善椎管内外平衡的手法。

主要用于颈椎病的颈型、根型、椎动脉型有椎节不稳错位者，或有髓核突出者。其收效快，是治疗颈椎病的关键手法。

有以下情况者禁忌使用：①诊断不明、难以除外椎管内肿瘤等病变者；②椎管发育性狭窄者；③以脊髓受压症状为主者；④椎体及附件有骨性破坏者；⑤后纵韧带钙化或颈椎畸形者；⑥咽、喉、颈、枕部有急性炎症者；⑦有明显的神经官能症表现者。

手法操作（旋提手法）：①让患者端坐于方凳或一般之靠背椅上，令其全身肌肉放松。对患者讲明将采用旋转复位的方法，需要其放松配合，使其处于自然休息状态。②术者立于患者后方，先对颈部肌肉进行按摩、推拿，缓解肌肉紧张和疼痛。③术者双手扶住患者下颌和枕部，用力上提，并慢慢旋转 3 ~ 5 次，其幅度为 30°~ 50°，然后用手指触摸颈椎的棘突和关节突，如有棘突偏斜，局部有硬结，并且压痛明显，此时可进一步施以旋转复位手法。以突向左侧为例：术者站于患者的右后侧，左拇指按于患椎棘突的左侧，右肘和右手托住患者的下颌部和后枕部，使患者头颈前屈 15°，再转向右侧约 30°，让患者放松，术者右手使患者头颈部缓缓在矢状轴上向右侧旋转，并轻度牵引，当旋转力到达患椎时，左拇指用力推顶棘突，右手快速加大旋转角度，此时可听到复位的响声或有患椎滑动感，即是复位成功。有时患者不能放松，复位则难以成功，此时术者不能用蛮力，应暂时停止旋转手法，再次让患者放松，然后重新操作。复位后将头颈部置于中立位。患者在复位后往往有轻松的感觉，许多症状如头痛头胀、眼花、视力障碍等常可立即缓解，患椎棘突原先的压痛点也常缓解。④重复操作舒筋法，放松肌肉。

（2）牵引治疗：①适应证：适用于颈型、神经根型颈椎病；对椎动脉型和交感型慎用；椎管较宽、症状体征较轻的脊髓型颈椎病在密切观察下可使用。有颈椎管狭窄、颈椎畸形、椎体肿瘤、感染破坏者及颈脊髓压迫明显者禁用。因此，在牵引治疗前，需拍颈椎的 X 线照片和 MRI，排除以上疾病。

②牵引的种类：第一，坐位牵引：通常采用枕颌带牵引。a.患者端坐，将枕颌带套于下颌部和枕部，将带子的两端分开挂至牵引钩上，钩的间距相当于头颅的横径。如过窄则影响头顶部的血液回流，而过宽，则因颌部力点过于集中而易造成局部皮肤受压而疼痛。b.牵引力线应根据病情而定。对髓核突出或脱出及椎体后缘骨刺形成者宜垂直向上牵引，不宜前屈；而以椎管狭窄、黄韧带松弛或肥厚为主者，宜稍前屈 15°～25°牵引，不宜仰伸。c.其牵引重量约 6～15kg，可根据患者的体重和身体的强弱做相应的调整，以患者感到后颈部有牵引力，又不过于辛苦为宜。d.每日牵引时间及疗程持续时间应根据病情而定，一般每日 2～3 次，每次 30 分钟。e.病情缓解后，不应过早停止牵引，应维持每天或隔天 1 次。f.牵引时，枕部和下颌部垫以棉垫以缓解压力，减少下颌部的不适，同时，要注意牵引带不要对喉头压迫，可在牵引过程中检查牵引带，适当地将牵引带向下巴前方移动 1～2cm。g.在牵引治疗期间，头颈部可根据工作、生活与学习需要而适当活动，但不宜过多，尤其是屈曲活动。第二，卧位牵引法：患者躺在床上，床头装滑轮装置，用枕颌带牵引，患者的体位较坐位舒服，能较长时间牵引，由于卧位颈部不用承托头部的重量，故牵引的重量较坐

位时轻，减少了枕颌带对下颌部的压迫引起的不适。眩晕的患者不能坐、立，此时采用卧位牵引较为合适。牵引的重量以 2 ~ 3kg 为宜，可根据患者耐受程度逐渐增加牵引重量。牵引时间可相应延长，病情较重者可持续牵引，每天牵引8 ~ 12 小时。牵引角度根据具体病情调整，一般选择屈曲位或中立位牵引。卧位牵引时要注意枕头的高低，要保持头颈轴线与牵引力线相一致。在牵引下头颈部可随意活动。第三，牵引注意事项：a.牵引重量虽有常规，但以患者感觉为准，患者感觉有牵引力，感觉较为舒服，原有的症状减轻则可；对牵引时症状加重者，要检查是否牵引过重，或牵引方向不对，或病情不适宜牵引治疗，应酌情处理。b.年迈、反应迟钝、呼吸功能不全及全身状态虚弱者，睡眠时不宜持续牵引，以防引起呼吸梗阻或颈动脉窦反射性心跳停止。c.对年轻患者，常因工作忙不能到医院坚持牵引，对此可采用家庭牵引，即在医院接受医生的牵引指导 2 ~ 3 次，掌握牵引的要领、合适的重量后，购买简易的牵引装置回家牵引，然后定期回医院复查。牵引时症状加重，甚至出现下肢麻木的情况，应及时告诉医生，停止牵引。

（3）针灸疗法：针灸是治疗颈椎病的常用方法之一，能疏通经络、缓急止痛，其止痛作用较快，尤其是对颈部窦椎神经反射性疼痛及根性神经痛，具有一定疗效。用于颈型、根型和椎动脉型较好。可针刺阿是穴和循经取穴、辨证取穴。以针刺和电针相配合，证属实者用泻法，证属虚者用补法。每天选取一组穴位，或几组穴位交替使用，每日 1 次，10 ~ 15 次为 1 个疗程。艾灸穴位也是循经取穴，多用于属虚寒之证。

（4）针刀治疗：以古代九针为基础，近年来演变出铍针、刃针、筋骨针和水针刀等多种针具，针刃 0.5 ~ 1.2mm，主要通过针刀的切割、分离，来达到颈部软组织松解，恢复平衡的作用，同时还具有针刺的效果。而水针刀则在针刀松解的基础上，再注入药物起到消炎止痛、行气活血、舒筋活络的作用。对颈型、神经根型、椎动脉型和交感型颈椎病局部肌张力高、肌肉痉挛、压痛点明显的患者有很好的疗效。

铍针疗法：①定位：首先在患者颈肩部寻找压痛点作为进针点。如枕大皮神经卡压综合征的压痛点多在枕骨粗隆与乳突连线的内 1/3 处；枕小皮神经卡压综合征压痛点多在项上线处和乳突后缘处；选定进针点后用龙胆紫标记。②进针：局部消毒后，术者左手拇指按压在进针点的旁边，右手持针柄用腕力将铍针垂直刺入压痛点，使针尖通过皮肤、皮下组织到达深筋膜，在进针过程中可有 2 ~ 3 层的突破感，寻找沉紧涩滞的针感，并在针感层进行松解疏通，待针下无沉紧涩滞感时出针。不捻转，不留针，疾刺速拔。出针后用无菌棉球按压针孔止血。

（5）颈围制动：椎节失稳是颈椎病发生的常见病因。颈椎病发作期症状较为明显者，此时可佩戴颈围，一般连续使用 3 ~ 12 周不等，直至症状缓解。

颈围的主要作用有三：一是限制颈部过度活动，减少对颈髓、神经根等组织的刺激；二是缓解与改善椎间隙内压状态，减轻椎节前方对冲性压力；三是增加颈部支撑作用，但又不完全限制正常活动的大部分，既有助于增加颈部的肌力，又有利于颈椎病的恢复，对手术后远期病例同样有效。

（五）难点与对策

对颈椎病的治疗，方法较多，但所有的非手术疗法和手术疗法都无法完全阻断其病理过程，所以说颈椎病是难以根治的。可以说，对颈椎病的诊断和治疗上，仍然有较多的难点有待我们去解决。

1. 如何诊断椎动脉型和交感型颈椎病

诊断之时，必须谨记椎动脉型颈椎病的发病机制乃椎动脉受到增生的骨赘刺激或压迫所引起，症状出现之初，必然与颈部的活动有关，往往是颈部旋到某一位置时引发症状出现；在查体时，要以旋颈征阳性作为重要的指征，如旋颈征阴性，则难以诊断为椎动脉型颈椎病。当然，确诊椎动脉型颈椎病，还要排除眼源性、耳源性疾病等。在临床上，做椎动脉造影的还是少数，实际意义也不大。因而椎动脉型颈椎病的诊断，主要根据与颈椎活动有关的眩晕及旋颈征阳性这两个要点做出初步诊断，并可按椎动脉型的诊断采取相应的非手术疗法的综合措施进行治疗。而交感型颈椎病，由于症状复杂、表现多样，涉及的专科更多，因此诊断更复要，首先要求我们必须详细询问病情，认真查体，同时还需具有跨学科的知识，必要时要请会诊以排除其他科的疾病才能最终确诊。

2. 眩晕发作时如何治疗

治疗手段应该选择以卧位手法治疗为主，结合针灸和药物。通过手法治疗后眩晕症状会缓解，尔后再根据患者情况施以其他方法巩固疗效。中医辨证用药，或以温阳利水法，或以化痰祛湿法，或以活血化瘀祛痰通络法；部分患者在眩晕发作时，表现出面色苍白、四肢湿冷、恶心、舌淡胖苔白等阳虚不足的征象，此时宜大补元阳，用参、芪、附子，才能起效快，在家里可以使用人参加生姜急煎喂服。眩晕之症，往往伴有恶心呕吐，病人常难以进食，因此，中药内服之前，先用针刺或艾灸（或隔姜灸），取穴内关、外关、风池、大椎、印堂、百会、足三里等，以调理气机，使清阳得以升、痰湿浊阴得以降，眩晕可暂解，胃纳亦可下膈而不至于呕吐。

3. 脊髓型颈椎病手术后脊髓功能恢复难

脊髓型颈椎病术后脊髓功能恢复需要良好的血运和可靠的固定。手术后，脊髓的水肿和无菌性炎症仍然存在，而中医的针药在术后病人的治疗过程中也起到很大的帮助。中医认为肾"主骨""生髓"，肾精的盛衰与骨骼、脊髓及周围组织的生长、代谢有密切关系，脊髓型颈椎病多属本虚标实之证，肾之精气不足为本虚，气血痰瘀痹阻为标实。术后1～2周内，由于手术因素和使用激素的因素，表现为气滞血瘀和水湿停留的征象更为明显，因而中药用汤剂煎服，以活血化瘀、利水除湿为主法，用血府逐瘀汤等，可取得一定的疗效。尔后术口闭合，创伤反应消失，此时的病机，则与术前的病机类似，只是正虚程度有所不同，大多数均以肾虚为主，兼瘀、痰、湿、火等，治法上当以补肾为主，温补肾阳或滋肾填精、强筋壮骨、活血化瘀、祛痰通络，使督脉通，经气循环。腹针对于改善患者术后肢体麻痹等症状有奇妙的效果。

4. 顽固性的神经根型颈椎病如何治疗

我们先认真分析以下几个问题：①病理改变是否严重？有些患者其颈椎退变非常严重，椎体后方的骨赘，尤其是侧后方的骨赘长得很大，或者椎间盘退变严重，椎间隙狭窄，使椎间孔也狭窄，神经根受到骨性压迫明显，加上神经根的水肿和炎症，因而症状明显。②以前的治疗是否得当？对神经根型颈椎病的治疗，通常是从两个方面入手：一是使神经根与后突之椎间盘或骨赘的位置改变，达到缓解压迫的目的，对此采用的方法有推拿、牵引、手术等；二是消除神经根的炎症和水肿，对此采用的方法有药物、理疗、制动、针灸等。治疗的失误常在第一方面。推拿对颈椎小关节的错位非常有效，但假如骨赘太大，椎管和神经根出口严重狭窄，推拿则有引起神经根水肿加重的可能，非但没有疗效反而使病情加重。牵引是较好的方法，可以使椎间隙增宽，改善椎节的序列。但骨赘明显时，椎间韧带常钙化或骨化，降低了这种作用。同时牵引的方向也非常重要，因为前屈位牵引时，前方的骨赘易压迫颈髓和神经根；后伸位牵引时，后方增生的关节突和黄韧带易造成压迫。因此，牵引前必须仔细阅片，明确压迫来自哪里，从而选择正确的牵引方向。当前后方有压迫时，应选择颈椎的中立位，即顺颈椎牵引，牵引绳的方向与躯干方向呈 15°～20°，且重量由轻开始，慢慢加重，如出现病情加重或有脊髓压迫症则应停止牵引。我们认为卧位牵引较坐位牵引的效果明显，牵引的时间应在每天 4 小时以上。药物治疗也要跟上去，除中医辨证用药外，适当使用激素和血管扩张药物，如倍他米松 1mL，肌内注射，每周 1 次，川芎嗪静滴等。2 周无效则进一步用颈封治疗。③是否需要手术治疗？如果已经长期正确的非手术疗法治疗无效，其病理基础又严重，如上所述，骨赘明显或椎管严重狭窄，那么，则需要手术治疗。严重的根性痛，应该采用前路手术，并对压迫神经根的椎体前外侧进行有效的减压。

二、验案精选

案一：神经根型颈椎病

周某，男，52 岁。2017 年 6 月 5 日初诊。

颈部、双侧肩部疼痛不适 10 余年，伴左前臂麻木，二便调。查体：颈部活动稍受限，左侧臂丛牵拉试验（＋），压顶实验（－），罗索里莫征（－），霍夫曼征（－），四肢腱反射存，四肢肌张力、肌力、感觉未见异常。舌暗红，苔白腻，脉滑数。处方：

姜　黄 15g	天花粉 30g	徐长卿 30g
豨莶草 30g	威灵仙 30g	蜂　房 20g
甘　草 10g	海桐皮 20g	五灵脂 15g
蒸枳壳 10g	土鳖虫 15g	菊　花（后下）15g
葛　根 30g	羌　活 15g	白　芷 10g

10 剂，水煎内服

二诊（2017 年 6 月 17 日）：颈部、双侧肩部疼痛不适较前明显缓解，左前臂麻木仍有少许，二便调。效不更方。查体：颈部活动稍受限，左侧臂丛牵拉试验（＋），压顶实验（－），罗索里莫征（－），霍夫曼征（－），四肢腱反射存，四肢肌张力、肌力、感觉未见异常。舌暗红，苔白腻，脉滑数。处方：

姜　黄 15g	天花粉 30g	徐长卿 30g
豨莶草 30g	威灵仙 30g	蜂　房 20g
甘　草 10g	海桐皮 20g	五灵脂 15g
蒸枳壳 10g	土鳖虫 15g	菊　花（后下）15g
葛　根 30g	羌　活 15g	白　芷 10g

10 剂，水煎内服

按：本方适用于神经根型颈椎病急性发作期。本病例病史已逾 10 年，属于神经根型颈椎病的慢性期，此次是急性发作，故用上方治疗有效。慢性神经根型颈椎病以调气养血为主，佐以通络止痛。如补益气血、通经活络，或益气养血、温通经络等。

案二：椎动脉型颈椎病

李某，女，35 岁。2017 年 5 月 17 日初诊。

反复颈痛 2 年余，加重伴头晕 2 天，恶心无呕吐，纳眠较差，二便调。查体：颈部活动无受限，颈部转动可诱发头晕加重，罗索里莫征（－），霍夫曼征（－），四肢腱反射存，四肢肌张力、肌力、感觉未见异常。舌红，苔腻，脉弦滑。处方：

天　麻 15g	川　芎 5g	姜竹茹 25g
茯　苓 30g	清半夏 10g	制南星 10g
炙甘草 10g	姜僵蚕 10g	石菖蒲 5g
牡　蛎 30g	枳　壳 10g	五味子 10g
葛　根 30g		

7 剂，水煎内服

二诊（2017 年 5 月 31 日）：颈痛不适较前明显缓解，头晕仍有少许，恶心基本消失，二便调。查体：颈部活动无受限，颈部转动时头晕明显减轻，罗索里莫征（－），霍夫曼征（－），四肢腱反射存，四肢肌张力、肌力、感觉未见异常。舌淡红，苔腻，脉弦滑。处方：

白　术 20g	蒸陈皮 10g	酒川芎 5g
大　枣 15g	盐杜仲 20g	骨碎补 15g
姜竹茹 15g	牡　蛎 30g	清半夏 15g
山萸肉 15g	天　麻 15g	五味子 10g
淫羊藿 30g	制远志 10g	炙甘草 10g
茯　苓 30g		

10 剂，水煎内服

按：眩晕症，急则治其标，缓则治其本。此患者以痰湿为标，肝肾不足为本，应据病情缓急，择方而用。

案三：脊髓型颈椎病

邓某，男，53 岁。2015 年 8 月 28 日初诊。

脊髓型颈椎病 C4 ～ C6 后路椎管成形术后 6 月余，现诉颈肩伴左上肢麻木疼痛，行走有踩棉花感，右上肢少许麻木。查体：双侧罗索里莫征（＋），双侧霍夫曼征（＋），四肢腱反射亢进，四肢肌张力、肌力未见异常。舌红，苔腻微黄，脉弦滑。处方：

姜　黄 15g	天花粉 20g	徐长卿 20g
豨莶草 15g	威灵仙 15g	制蜂房 15g
甘　草 10g	海桐皮 20g	五灵脂 15g
炒枳壳 10g	土鳖虫 15g	牡丹皮 15g
葛　根 30g	全　蝎 15g	丹　参 20g

7 剂，水煎内服

二诊（2015年10月9日）：脊髓型颈椎病C4 ~ C6后路椎管成形术后复诊，现诉服药后颈肩伴左上肢麻木疼痛较前减轻，行走仍有踩棉花感，右上肢少许麻木。查体：双侧罗索里莫征（+），双侧霍夫曼征（+），四肢腱反射亢进，四肢肌张力、肌力未见异常。舌红，苔腻微黄，脉弦滑。

姜　黄 15g	天花粉 20g	徐长卿 20g
豨莶草 15g	威灵仙 15g	制蜂房 15g
甘　草 10g	海桐皮 20g	五灵脂 15g
炒枳壳 10g	土鳖虫 15g	牡丹皮 15g
葛　根 30g	全　蝎 15g	丹　参 20g
白　芍 20g		

10剂，水煎内服

三诊（2017年5月22日）：现诉左上肢麻木，左肩后部疼痛比较明显。他人告知其走路时下肢动作稍有怪异，自身无明显异常感觉。久坐后行走较差，需要适应。查体：双侧罗索里莫征（+），双侧霍夫曼征（+-），四肢腱反射稍亢进，四肢肌张力、肌力未见异常。舌红，苔厚腻，脉弦滑。

处方：

姜　黄 15g	天花粉 20g	徐长卿 20g
豨莶草 15g	威灵仙 15g	制蜂房 15g
甘　草 10g	海桐皮 20g	五灵脂 15g
炒枳壳 10g	土鳖虫 15g	牡丹皮 15g
葛　根 30g	全　蝎 15g	薏苡仁 30g

白　芍 20g

15 剂，水煎内服

按：脊髓型颈椎病重症者，应尽早手术，解除脊髓受压。术后可用中药内服，改善神经脊髓功能。

案四：混合型颈椎病

徐某，女，54 岁。2017 年 5 月 12 日初诊。

颈肩部酸痛，食指乏力，步履不稳，无踩棉花感，偶有头痛，口苦，眼睛疲劳。查体：双侧罗索里莫征（＋），双侧霍夫曼征（＋），左侧膝跳反射（＋），四肢肌张力、肌力、感觉未见异常。舌暗红，苔少，脉弦。处方：

钩　藤 15g	菊　花（后下）15g	葛　根 30g
白　芍 20g	牡丹皮 15g	玄　参 20g
麦　冬 15g	知　母 15g	玉　竹 30g
天　冬 30g	甘　草 10g	全　蝎 15g
土鳖虫 15g	羚羊角骨（先煎）20g	旱莲草 30g
栀　子 15g	川楝子 15g	代赭石 30g

15 剂，水煎内服

二诊（2017 年 6 月 5 日）：颈肩部酸痛，示指乏力，步履不稳等较前改善，无踩棉花感，现头胀痛，口干口苦，眼睛疲劳，腹胀，大便不畅。查体：双侧罗索里莫征（＋），双侧霍夫曼征（＋），左侧膝跳反射（＋），四肢肌张力、肌力、感觉未见异常。舌暗红，苔少，脉弦。处方：

菊　花（后下）15g　　　玄　参 20g

羚羊角骨（先煎）20g　　车前草 20g　　白　芍 20g

栀　子 15g　　　　　　　川楝子 15g　　地　龙 20g

牡丹皮 15g　　　　　　　关黄柏 15g

代赭石（先煎）30g　　　麦　芽 30g　　厚　朴 20g

苍　术 15g　　　　　　　薏苡仁 15g　　绵茵陈 20g

石决明（先煎）30g

15 剂，水煎内服

三诊（2017 年 6 月 30 日）：病史同期，来院复诊，治疗后自觉症状明显好转，无踩棉花感，仍诉少许头胀痛，大便每日 1 次，口苦。查体：双侧罗索里莫征（＋），双侧霍夫曼征（＋），左侧膝跳反射（＋），四肢肌张力、肌力、感觉未见异常。舌暗，苔白滑，脉弦滑。处方：

菊　花（后下）15g　　　玄　参 20g

羚羊角骨（先煎）20g　　车前草 20g　　白　芍 20g

栀　子 15g　　　　　　　川楝子 15g　　地　龙 20g

牡丹皮 15g　　　　　　　关黄柏 15g

代赭石（先煎）30g　　　麦　芽 30g

石决明（先煎）30g　　　生地黄 30g　　天　冬 30g

葛根 30g　　　　　　　　五味子 10g

15 剂，水煎内服

按：混合型颈椎病伴有头痛、口苦、眼疲倦，舌质红，少苔，脉弦，辨证为肾阴亏虚，水不涵木，以致肝阳上亢，治宜滋养肾阴、清肝平肝，佐以通经活络。二诊，腹胀，大便不畅，是胃肠湿困之象，宜加入平胃散、绵茵陈、生薏苡仁等，此处用麦芽是取其疏肝作用。后期加入五味子，取其养阴收敛之功，以增强滋养肾阴作用。

第二节　腰椎间盘突出症

一、诊治精要

腰椎间盘突出症是因腰椎间盘变性，纤维环破裂，髓核突出，刺激和压迫神经根、马尾神经所表现的一种综合征。本病好发于 20 ～ 40 岁青壮年，占腰椎间盘突出症总发病人数的 80%，男性多于女性。下腰部椎间盘为本病的好发部位，其发病约占总发病的 98%。其中第 4、5 腰椎之间的椎间盘突出约占 60%，第 5 腰椎与第 1 骶椎之间的椎间盘突出次之。腰椎间盘突出症属中医学中"腰痛病"范畴。

（一）中医病因病机

中医古籍对腰痛的记载较为丰富，早在《内经》中就有了专门的论述。归纳而言，中医学认为气血、经络与脏腑功能的失调和腰痛病的发生有密切的关系。

1. 病因

（1）外伤：跌仆外伤，或腰部用力不当或强力负重，损伤筋骨，经脉气血瘀滞留于腰部而发腰痛。

（2）劳损：长期劳损导致气血失和，经脉不通。"劳则气耗，劳则伤肾"，日久导致气虚血瘀痰聚，甚者累及肝肾督脉。

（3）体质虚弱：患者体质虚弱，气血不足，腠理空疏，筋骨懈惰，血脉壅滞，发为腰痛。

（4）外邪入侵：由风、寒、湿、热等外邪侵袭人体，致使经络困阻，气滞血瘀，脉络不通而致腰痛。

2. 病机

本病病位在腰，肾虚为发病之本。"肾为先天之本""腰为肾之府"，故肾脏病变往往先反映于腰部。《素问·脉要精微论》："腰者肾之府，转摇不能，肾将惫矣。"肾气亏虚不仅使内部气机发生紊乱，也可导致外邪侵犯产生病变。而外伤、劳损、风寒湿邪的侵袭都是在肾气亏虚的基础上才起作用的。本病以血瘀为标，跌仆闪挫等外伤均可伤及经络，或为筋骨错缝而致气血瘀滞，气血阻于腰间，故可令人腰痛似折，不可俯仰。

（二）西医病理机制

1. 腰椎间盘退行性变

腰椎间盘退行性变的主要组织学特征是其边缘区域形成以新血管生成和巨噬细胞浸润为主的肉芽组织。局部慢性退行性变引起的无菌性炎症，由髓核组织成分化学刺激引起的化学性炎症或继发于椎间盘组织的免疫反应性炎症，被认为与肉芽－炎症反应有关。炎症反应是腰椎间盘突出症最重要的发生机制，炎性递质对神经组织的刺激是腰椎间盘突出症疼痛的主要机制。

2. 急性损伤

急性损伤主要以间接外力损伤为主，常见以下几种情况：

（1）急性腰扭伤、腰椎小关节功能紊乱、腰椎压缩性骨折：这些损伤常伴有腰部多种组织如棘上韧带、棘间韧带、前后纵韧带、肌肉、筋膜、小关节滑膜等受累，进而影响脊柱椎体与椎体之间的稳定性，使椎间盘受到不均匀、不协调的病理性刺激，加速椎间盘组织的退变。同时还可能使纤维环与软骨板和椎体之间的结合部发生撕裂；局部出血、水肿会影响椎间盘组织的血液及组织营养液的供给，造成椎间盘营养不良而发生退变。

（2）运动中的突然性损伤：常发生于进行体力劳动或体育竞技时，如弯腰搬重物，抬、扛重物，突然扭转、投掷等，常会引起棘上韧带、棘间韧带以及椎间盘组织的损伤甚至发生腰椎间盘破裂，尤其是在无准备的情况下突然进行加重脊柱负荷量的活动。

（3）姿势不正确导致的损伤：突然用力搬起物体时腰部所承受的是一种剪切力，最易使棘上韧带、棘间韧带撕裂，影响脊柱的稳定性，久之则累及椎间盘组织。

（4）意外事故：具有突然性，如下楼时不慎蹬空而跌倒，在冰雪上行走或跑步时滑倒，足部踢到石头、土块或树枝等障碍物上被绊倒，从高处坠落，高速行驶的汽车急刹车或突然剧烈的颠簸等，都可造成腰部及椎间盘组织损伤。

3. 慢性损伤

慢性损伤也称劳损，常与职业密切相关。特殊职业人群如汽车司机、搬运工、长期伏案工作者等，由于职业的关系而需长时间保持一定的工作姿势和体位，使腰部肌肉韧带长期处于高张力状态，会加重椎间盘承受的压力，引起腰部肌肉及其附着点的过度牵拉，造成局部缺血、充血、水肿、出现炎症反应等，最终使椎间盘变性膨出而发病。此外，腰部急性损伤、腰椎骨折等常合并椎间盘组织不同程度的损伤，虽经治疗后大多数患者可以痊愈，但部分患者伴有急性损伤后遗症，椎间盘不能完全复原而成为日后发生腰椎间盘突出症的"祸根"。

4. 椎间盘突出引起的无菌性炎症

腰椎间盘突出症常继发无菌性炎症反应，突出的腰椎间盘组织可作为一种生物化学或免疫刺激使患者产生临床症状。

5. 腰椎间盘突出症形成的机械性压迫

1934 年，Mixter 和 Barr 提出突出的腰椎间盘组织进入椎管压迫和刺激神经根引起坐骨神经痛的观点并被广泛接受，认为其是腰椎间盘突出症的神经解剖学基础。椎间孔是神经根穿出椎管的通道，椎间孔容积减小时极易发生神经根卡压。腰骶神经根一般在相应椎间孔的内上方由马尾神经发出，于椎管内斜下行一段距离后进入神经根管内，然后由相应的椎间孔穿出，后侧方椎间盘突出可侵犯背根神经节，压迫神经根产生相关临床症状。

总之，突出腰椎间盘的机械性压迫和来自突出腰椎间盘组织的化学刺激是腰椎间盘突出症的主要发病机制。

（三）诊断要点

1. 腰痛。下腰痛呈典型的腰骶神经根分布区域的疼痛，常表现下肢痛重于腰痛。

2. 存在按神经支配区域表现的肌肉萎缩、肌力减弱、感觉异常和反射改变四种神经障碍体征中的两种征象。

3. 神经根张力试验。直腿抬高试验或股神经牵拉试验为阳性。

4. 影像学检查，包括 X 线片、CT、MRI 或特殊造影等，异常征象与临床表现一致。

（四）常见腰椎间盘突出症导致神经根损害的定位诊断要点

1. 腰 3、4 神经根损害的诊断要点

（1）疼痛在骶髂关节、髋关节大腿后外侧，并向大腿前方及小腿前内侧放射。

（2）小腿前内侧麻木。

（3）膝反射减弱或消失。

（4）第 3 腰椎棘突旁有压痛。

（5）膝关节伸展力减弱。

（6）髋关节过伸试验或股神经牵拉试验阳性。

腰 2/3 椎间盘后外侧突出、腰 3/4 椎间盘极外侧突出可引起腰 3 神经根损害。腰 3/4 椎间盘后外侧突出、腰 4/5 椎间盘极外侧突出，可引起腰 4 神经根损害。

2. 腰 5 神经根损害的诊断要点

（1）骶髂关节、髋关节及小腿、小腿外侧疼痛，并放射至小腿前外侧、足背及趾。

（2）小腿外侧或足背内侧有麻木感。

（3）趾背伸力减弱。

（4）跟腱反射可无改变或减弱。

（5）腰 4 棘突旁有压痛点。

腰 4/5 椎间盘后外侧突出，腰 5/骶 1 椎间盘极外侧突出，以及腰 3/4 椎间盘旁中央突出，可引起腰 5 神经根损害。

3. 骶 1 神经根损害的诊断要点

（1）骶髂关节上方、髋关节、大腿与小腿后侧及足底疼痛。

（2）小腿后外侧包括外侧足趾麻木。

（3）足与趾跖屈力减弱。

（4）小腿三头肌无力或萎缩。

（5）跟腱反射减弱或消失。

（6）腰 5 棘突旁有明显压痛。

腰 5/骶 1 椎间盘后外侧突出，以及腰 4/5 椎间盘旁中央突出，可引起骶 1 神经根损害。

（五）中医治疗概要

腰椎间盘突出症治疗方法的选择，取决于不同的病理阶段和临床表现，以及患者的身体和心理状况。非手术和手术疗法，各有其指征。绝大多数腰椎间盘突出症可经非手术疗法取得较满意的效果。

1. 辨证治疗

（1）风湿痹阻型

【证候特点】腰腿痹痛重着，转侧不利，反复发作，阴雨天加重，痛处游走不定，恶风，得温则减，舌质淡红或黯淡，苔薄白或白腻，脉沉紧，弦缓。

【治法】祛风除湿，蠲痹止痛。

【代表方剂】独活寄生汤加减。

【基本处方】独活 15g，桑寄生 30g，杜仲 24g，牛膝 15g，当归 12g，熟地黄 24g，白芍 15g，川芎 9g，桂枝 15g，茯苓 20g，细辛 3g，防风 10g，蜈蚣 1 条。每日 1 剂，水煎服。

【加减法】腰腿疼痛沉着者，加淫羊藿 15g，豨莶草

15g，萆薢 20g 加强祛风除湿定痛；腰痛牵及腿痛，游走不定者，加全蝎 6g 搜风剔络，行痹止通；兼腰膝酸软、头晕目眩者，可加肉苁蓉 15g，巴戟天 15g，鹿角胶（烊化）12g，增强补肝肾壮阳之效。

（2）寒湿痹阻型

【证候特点】腰腿部冷痛重着，转侧不利，痛有定处，虽静卧亦不减或反而加重，日轻夜重，遇寒痛增，得热则减，小便利，大便溏，舌质胖淡，苔白腻，脉弦紧、弦缓或沉紧。

【治法】温经散寒，祛湿通络。

【代表方剂】附子汤加减。

【基本处方】熟附子 15g，桂枝 20g，白术 15g，黄芪 30g，白芍药 15g，杜仲 20g，狗脊 15g，茯苓 18g，鹿角霜 15g，当归 15g，仙茅 15g，乌梢蛇 20g。每日 1 剂，水煎服。

【加减法】面色白，气短乏力，脉沉细，加党参 20g，枸杞子 15g，何首乌 30g 以补益气血；下肢痹痛剧者，加蜈蚣 3 条、血竭 6g 以通络止痛。

（3）湿热痹阻型

【证候特点】腰骶腿痛，痛处伴有热感，或见肢节红肿，口渴不欲饮，烦闷不安，小便短赤，或大便里急后重，舌质红，苔黄腻，脉濡数或滑数。

【治法】清利湿热，通络止痛。

第三章　常见颈腰腿痛病症诊治思路及验案

【代表方剂】清火利湿汤。

【基本处方】羚羊角骨（先煎）15g，龙胆草12g，山栀12g，黄柏15g，车前草24g，茵陈蒿24g，薏苡仁30g，防己21g，桑枝30g，桃仁10g，苍术12g，蚕沙15g。每日1剂，水煎服。

【加减法】苔黄腻厚加白蔻仁（后下）10g，滑石30g，竹茹20g加强芳香化湿之功；痹痛甚者加蜈蚣2条、乌梢蛇20g通络止痛。

（4）气滞血瘀型

【证候特点】近期腰部有外伤史，腰腿痛剧烈，痛有定处，刺痛，腰部板硬，俯仰活动艰难，痛处拒按，舌质暗紫，或有瘀斑，舌苔薄白或薄黄，脉沉涩。

【治法】行气活血，通络止痛。

【代表方剂】复元活血汤加减。

【基本处方】大黄（后下）10g，桃仁12g，当归12g，红花6g，穿山甲12g，柴胡15g，天花粉15g，甘草10g。每日1剂，水煎服。

【加减法】痛甚者加泽兰15g，莪术10g，木香（后下）6g加强行气活血止痛之功；痹痛甚者加血竭6g，乌梢蛇20g，地龙24g加强搜风通络止痛之功。

（5）肾阳虚衰型

【证候特点】腰腿痛缠绵日久，反复发作，腰腿发凉，喜暖怕冷，喜按喜揉，遇劳加重，少气懒言，面色白，自汗，口淡不渴，毛发脱落或早白，齿松或脱落，小便频数，男子阳痿，女子月经后期、量少，舌质淡胖嫩，苔白滑，脉沉弦无力。

【治法】温补肾阳，温阳通痹。

【代表方剂】温肾壮阳方。

【基本处方】熟附子 15g，骨碎补 15g，巴戟天 15g，仙茅 18g，杜仲 24g，黄芪 30g，白术 15g，乌梢蛇 20g，血竭 6g，桂枝 9g。每日 1 剂，水煎服。

【加减法】食少便溏者加党参 20g，砂仁（后下）10g 以补气健脾开胃；痛甚者加当归 12g，全蝎 9g，蜈蚣 2 条以活血通络止痛。

（6）肝肾阴虚型

【证候特点】腰腿酸痛绵绵，乏力，不耐劳，劳则加重，卧则减轻，形体瘦削，面色潮红，心烦失眠，口干，手足心热，面色潮红，小便黄赤，舌红少津，脉弦细数。

【治法】滋阴补肾，强筋壮骨。

【代表方剂】养阴通络方。

【基本处方】熟地黄 30g，何首乌 30g，女贞子 24g，白芍 24g，牡丹皮 15g，知母 12g，木瓜 18g，牛膝 15g，蜂房 12g，乌梢蛇 20g，全蝎 9g，五灵脂 15g，地骨皮 20g。每日 1 剂，水煎服。

【加减法】面色白、神疲、纳呆加黄芪 30g，当归 12g，党参 20g 以补益气血；口苦咽干加麦门冬 15g，玄参 18g 以养阴清热。

2. 手法治疗

手法是非手术治疗腰椎间盘突出症的重要方法。全国各地有不同流派手法，针对不同患者和不同阶段实施的手法可能不一样。总体来说，手法有三个部分。一是点按穴位，二是松解腰背部肌肉，三是推拿脊柱。

（1）常规推拿手法：患者俯卧，术者先点按双下肢之昆仑、承山、委中、承扶、环跳穴，自下而上，中等强度用泻法。然后在腰背脊旁逆膀胱经走向点按膀胱经三次，再用手掌揉按和搓擦夹脊三次。寻找腰椎旁、棘突上、髂后上棘附近的痛点，用指和掌根按压和推揉，反复操作数十次，使痛点疼痛减轻，痛性结节松散。然后再揉按腰部和臀部数分钟，使腰背肌肉发热。接着助手抬起患肢使之后伸，患侧的盆骨离床，术者立于对侧，双掌重叠置于患者患侧的髂腰部，向下短促发力按压动作 3 次。然后再左右推按腰 3、4 椎的棘突，使腰臀部不断地左右自然摆动约 80 次。放松腰臀部肌肉和搓法使之发热。患者转身仰卧，术者持患者的下肢做屈髋屈膝然后快速伸腿动作，左右各三下。手法结束。适用于各类型的腰椎间盘突出症，除有马尾神经损害者以外。对于突出物大，压迫神经重者，按压的手法不宜过重。每天一次，缓解后可数天一次。

（2）麻醉下手法大推拿（三位八法）：适用于腰椎间盘突出症（中央型、游离型者除外）青壮年患者。

一般将患者送手术室做硬外麻加硬外封闭，效果满意后先行电动骨盆牵引约 10 分钟，牵引重量约与体重等同或稍大，之后按以下步骤进行操作：

①仰卧位：第一，拔伸牵引：若无电动骨盆牵引，可令患者仰卧，两助手分别握腋部和踝部做对抗牵引，持续 3～5 分钟。第二，屈髋屈膝：患者仰卧，术者一手握踝部，另一手扶膝部，以爆发力将髋膝关节急速屈曲到最大限度，再快速伸直下肢，左右侧各做 8 次。第三，直腿抬高：将下肢做直腿抬高，达到最高位置时再将踝关节强力背屈，使坐骨神经受到牵拉，左右腿各做 8 次。

②侧卧位：第一，伸腰拉腿：患者侧卧，术者一手按住腰骶关节，另一手握踝部，迅速拉腿向后，另一手同时用力把腰推向前突。左右侧各做 8 次。第二，斜扳法：患者侧卧，卧侧下肢伸直，另一下肢屈曲放于对侧小腿上，术者一手置肩前部，另一手按髂翼，双手同时用力推肩向后、骨盆向前，使脊柱发生扭转，此时可听到小关节摆动的"咔哒"声，左右侧各做 1 次。

③俯卧位：第一，抬腿运腰：患者俯卧，术者用一手臂托起双腿，另一手按腰部，使腰部过伸，将双下肢按顺时针、逆时针方向各转摇 8 圈。第二，按压：患者俯卧，胸部和骨盆下各垫一枕，使腹部腾空，可令两助手分别握腋部和踝部做对抗牵引，术者双掌重叠，快速用力按压椎间盘突出部位，持续 2 分钟。第三，抖腰：患者俯卧，双手抓住床

第三章 常见颈腰腿痛病症诊治思路及验案

头，胸部垫枕，术者立于整复床上患者足侧，双手握踝部，在用力牵引的同时，进行上下抖动，反复 5 ~ 6 次。

大推拿术后，待麻醉过后检查下肢神经功能和马尾神经功能，警惕是否有操作引起的神经损伤。术后要求患者绝对卧床 2 ~ 3 周，在卧床期间可鼓励患者做腰部背伸、卧位双腿蹬车等功能锻炼。

3. 腰椎牵引法

（1）电动骨盆牵引：仰卧，膝下垫枕使之屈髋。束带绑于胸部和骨盆部。设定牵引力，根据患者的体重和体质强弱设定牵引力，一般为体重的 1/4，时间约为 20 ~ 25 分钟。启动电动牵引，注意牵引时患者的感觉，需感到腰部有牵引力，下肢有轻松感为宜。若牵引时下肢疼痛症状反而加重者，则不宜继续牵引。

（2）床边持续牵引法：病人卧床，床尾抬高 15°，套上骨盆牵引带，负重 15kg，腰下可垫一薄枕，持续牵引时间越长越好，最好能 24 小时持续牵引，牵引时间为 3 周左右。

（3）三维立体电脑牵引床：牵引床在电脑控制下，依椎间盘突出部位调整牵引方向（三维），快速牵引力使髓核回纳或使神经根粘连松解。

（4）自身体重垂直牵引：利用自体体重牵引，使髓核回纳，如吊单杠、门框等，每天 2 ~ 3 次。

4. 针灸

（1）针刺疗法：主穴取肾俞、委中。随证配穴：风湿型腰痛配阴陵泉、地机、阿是穴；风寒型腰痛配腰阳关、委阳、阿是穴；湿热型腰痛配承山、志室、阴陵泉、长强、膀胱俞、京门；血瘀型腰痛配肝俞、血海、大椎、支沟、阳陵泉；肾阳虚型腰痛配太溪、命门；肾阴虚腰痛配太溪、志室、承山；急性期用泻法，慢性期用平补平泻或补法，或加用灸法。

（2）耳针疗法：常用穴为肾俞、腰椎、骶椎、神六、交感、皮质下、痛点、内分泌。

（3）平衡针：患者中腰部疼痛取腰痛穴，疼痛放射至臀部加臀痛穴，放射至膝部加膝痛穴，放射至踝关节加踝痛穴。

（4）腹针：主穴取中脘、水分、气海、关元。配穴：急性腰椎间盘突出者加水沟、印堂。病史较长者加气穴。以腰痛为主者加外陵、四满，合并下肢痛者加气旁，以及患侧外陵、下风湿点。

（5）灸法：对气滞血瘀、风寒湿痹引起的腰腿痛有较好的治疗作用。可以普通灸条或雷火灸灸腰部、腹部关元、气海穴，下肢的胆经、胃经和膀胱经诸穴。每日1次，每次20 ~ 40分钟，7次为1个疗程。

5. 中药熏洗和热熨法

局部使用中草药，如熏洗、热熨等活血祛瘀、疏通经络，又有热疗作用，可促进局部血液循环和组织水肿充血的消退。

（1）熏洗方：桂枝 30g，当归尾 30g，两面针 30g，透骨草 30g。用水 3000mL 煎煮沸 15 分钟，熏洗腰部，洗完后保留药水药渣，可反复煲煮使用，每天熏洗 3～4 次，每剂可用 1～2 天。

（2）热熨方：吴茱萸 90g，白芥子 90g，莱菔子 90g，菟丝子 90g，粗盐 500g。用上药混合置锅内炒热，至生盐变黄色为止，用布包热熨患部，施治时应注意热度，避免烫伤，若过热可裹上数层布垫，反复使用，每天 3～4 次。

（六）难点与对策

1. 重症患者取效难

腰椎间盘突出症患者有个别一发病就表现为腰部剧痛，下肢放射痛明显，活动困难，丧失生活和工作能力，需卧床休息。体格检查见腰椎侧弯畸形，腰活动度差，跛行或不能站立行走，下肢肌萎缩不一定明显。直腿抬高试验阳性，加强试验阳性，所突出节段椎旁压痛明显，下肢窜痛明显，椎间盘所压迫的节段神经支配区肌肉的肌力明显减轻。影像检查示椎间盘突出为巨大的中央型或旁侧型，对马尾神经及神经根压迫明显。对于此类病人的治疗，保守治疗难以奏效，需口服止痛药及打止痛针才能止痛，个别患者需给予硬膜外封闭止痛。此类患者不能承受牵引治疗，禁止行大推拿按摩治疗。内服中药效果亦不明显，因此手术治疗为主要治疗手段，手术的方式应选择对脊柱破坏较小的术式，如微创介入技术或内镜技术。术后常规用药，加强腰部的保护（带腰围活动），辨证使用中药，同时应循序渐进地进行腰背肌功能锻炼，以促使腰部功能的恢复。

2. 控制复发难

腰椎间盘突出症在病情不甚严重或初发时，经门诊或住院系统的保守治疗后效果是肯定的。腰椎间盘突出症经综合治疗后可以治愈，但愈后常复发。复发的原因颇多，其中有首次发作时并未治愈，只减轻了症状，患者就终止了治疗，以致腰腿痛症状很快复发。有些是首次复发治愈后，病者又从事以腰部受力为主的劳动，如搬运工作等，或是做体育活动，或是日常生活中再次扭伤腰部，致使症状复发。所以腰椎间盘突出症治愈后防止复发应注意如下三项：①首次发作应彻底治愈，愈后 3 个月至半年内，应避免重体力劳动、剧烈体育运动和日常生活中弯腰搬提重物；②坚持腰背肌练功和逐步进行较轻柔的、有规律的体育锻炼，如做广播操、打太极拳、慢跑等；③常服用补肾壮筋骨的中药或成药如六味地黄汤、肾气丸等，对巩固疗效有裨益。

3. 患者接受规范诊疗难

很多患者在初始阶段由于症状较轻，没有予以重视，或因工作等原因未能进行系统治疗，使病情加重或延误了最佳的治疗时机，椎间盘突出症状越加严重，表现为神经损害才来就诊，使治疗变得复杂和困难，往往患者难以做到早期诊断及早期治疗。对于腰椎间盘突出症患者，初发者或症状较轻者，积极早期中医保守治疗效果是肯定的。对于腰椎间盘突出症患者，能重视自我保健，如有腰部扭挫伤或久坐、久站而出现腰痛、腰酸、腰部脊柱侧弯畸形或有下肢放射痛，应尽早到医院就诊。如早期能做出准确的诊断，在医师的指导下进行系统的治疗，对于初发的患者是可以治愈的。

二、验案精选

案一：陈某，女，43 岁。2017 年 8 月 28 日初诊。

腰部疼痛伴右下肢痹痛 9 个月。右小腿外侧痹痛，睡觉也可出现症状，久行、久坐后症状加重。查体：腰部前屈受限，L4/5 处压痛，叩击痛阳性，右直腿抬高试验 50°阳性，左侧阴性。双侧跟腱、膝腱反射存，右姆背伸肌肌力 4 级，余肌力正常。右小腿外侧感觉较对侧减弱，余皮肤感觉正常。舌嫩红，苔白，脉滑。影像学检查：外院 CT 提示 L4/5 椎间盘突出。处方：

姜　黄 15g	盐牛膝 15g	天花粉 30g
徐长卿 30g	豨莶草 30g	威灵仙 30g
当　归 15g	蜂　房 15g	甘　草 10g
海桐皮 20g	五灵脂 15g	枳　壳 10g
土鳖虫 15g	赤　芍 20g	马钱子粉（冲服）0.6g

15 剂，水煎内服

二诊（2017 年 10 月 13 日）：腰部疼痛伴右下肢痹痛

较前稍有缓解。久坐右下肢麻木。查体：腰部前屈受限，L4/5 处压痛，叩击痛阳性，右直腿抬高试验 50°阳性，左侧阴性。双侧跟腱、膝腱反射存在，右𧿹背伸肌肌力较前改善（5- 级），余肌力正常。右小腿外侧感觉较对侧减弱，余皮肤感觉正常。舌嫩红，苔白，脉滑。处方：

姜　黄 15g	盐牛膝 15g	天花粉 30g
徐长卿 30g	豨莶草 30g	威灵仙 30g
当　归 15g	蜂　房 15g	甘　草 10g
海桐皮 20g	五灵脂 15g	枳　壳 10g
土鳖虫 15g	赤　芍 20g	生草乌（先煎）5g
防　风 15g		

10 剂，水煎内服

三诊（2017 年 11 月 10 日）：腰部疼痛伴右下肢痹痛较前继续缓解。久坐久行，腰痛及下肢痹痛明显减轻。查体：腰部前屈受限，L4/5 处压痛，叩击痛阳性，右直腿抬高试验 60°阳性，左侧阴性。双侧跟腱、膝腱反射存在，右𧿹背伸肌肌力 5- 级，余肌力正常。右小腿外侧感觉较对侧减弱，余皮肤感觉正常。舌淡红，苔白，脉沉。处方：

巴戟天 15g	盐杜仲 20g	骨碎补 15g
盐牛膝 15g	山　药 15g	生山萸肉 15g
熟地黄 20g	制何首乌 30g	茯　苓 15g
菟丝子 30g	蕲　蛇 15g	枸　杞 15g

20 剂，水煎内服

第三章　常见颈腰腿痛病症诊治思路及验案

按：腰腿痛，统称"痹证"，内服药治疗原则是祛瘀通络止痛，佐以祛风胜湿。对于有肢体麻木、肌力减退者，适用马钱子。它有较强的祛风湿止痛、通络起废作用。生马钱子毒性较大，但经炮制后毒性大大降低，用量可逐步增大至5～8g。以痛为主要症状者，可用生草乌，其祛风寒湿痹、通络止痛作用较强。生草乌有毒，必须先煎1小时，以降低其毒性，还可加入防风，加大甘草用量，以中和其毒性，常用5～10g。腰椎间盘突出症后期宜补益肝肾、强壮筋骨，佐以通经活络，以巩固疗效，同时要叮嘱患者注意腰椎保养，适当做腰背肌锻炼。

案二：游某，男，39 岁。2017 年 10 月 27 日初诊。

腰部疼痛伴左下肢痹痛 1 年。左小腿外侧、后侧痹痛，牵扯足底麻木，劳累后症状加重，休息后缓解。查体：腰部前屈受限，L4/5、L5/S1 处压痛，左腿直腿抬高试验阳性、右侧阴性。双侧跟腱、膝腱反射减弱，左踇背伸肌肌力4 级，余肌力正常。左小腿外侧、后侧感觉较对侧减弱，余皮肤感觉正常。舌淡，苔薄白，脉弦滑。影像学检查：腰椎MR 提示 L4/5、L5/S1 椎间盘突出。处方：

赤　芍 20g	防　风 10g	蜂　房 15g
甘　草 15g	海桐皮 20g	姜　黄 15g
盐牛膝 15g	天花粉 30g	土鳖虫 15g
威灵仙 20g	五灵脂 15g	徐长卿 30g

豨莶草 20g　　　　枳　壳 10g　　　生草乌（先煎）5g

7剂，水煎内服

二诊（2017年11月10日）：较之前腰痛减轻，左下肢痹痛减轻。劳累后仍有疼痛。查体：腰部前屈受限，L4/5、L5/S1处压痛，左腿直腿抬高试验阳性，右侧阴性。双侧跟腱、膝腱反射减弱，左踇背伸肌肌力4级，余肌力正常。左小腿外侧、后侧感觉较对侧减弱，余皮肤感觉正常。舌淡，苔薄白，脉弦滑。处方：

赤　芍 20g　　　当　归 15g　　　独　活 15g

防　风 15g　　　蜂　房 15g　　　甘　草 15g

海桐皮 20g　　　姜　黄 15g　　　盐牛膝 15g

天花粉 30g　　　土鳖虫 15g　　　威灵仙 20g

五灵脂 15g　　　徐长卿 30g　　　豨莶草 30g

枳　壳 10g　　　生草乌（先煎）7g

7剂，水煎内服

三诊（2017年11月17日）：腰痛、左下肢痹痛均明显减轻。劳累后仍有少许疼痛。查体：腰部前屈受限，L4/5、L5/S1处压痛，左腿直腿抬高试验阳性、右侧阴性。双侧跟腱、膝腱反射减弱，左踇背伸肌肌力5-级，余肌力正常。左小腿外侧、后侧感觉较对侧稍减弱，余皮肤感觉正常。舌淡、苔薄白，脉弦滑。处方：

赤　芍 20g　　　当　归 15g　　　独　活 15g

防　风 15g　　　蜂　房 15g　　　甘　草 15g

桂　枝 15g	海桐皮 20g	盐牛膝 15g
生地黄 20g	天花粉 30g	土鳖虫 15g
威灵仙 20g	五灵脂 15g	细　辛 5g
徐长卿 30g	豨莶草 30g	枳　壳 10g
生草乌（先煎）7g		

7 剂，水煎内服

按：该例腰椎间盘突出症也是以痛为主症，故用生草乌。三诊时各症状较前均有明显减轻，肌力改善，但劳累后仍有反复，故用桂枝、细辛，是为了增强温通经络作用，生地、当归为了增强活血、养血作用，以促进后期康复。

第三节　腰椎管狭窄症

一、诊治精要

腰椎管狭窄症是指由于退行性改变等因素，造成椎管、神经根管的容积或形态的变化，椎管内容纳的神经、马尾及血管等受压，并出现相应临床表现者。造成腰椎管狭窄的原因，有骨性狭窄和非骨性狭窄。骨性狭窄如椎板增生，关节突增生内聚，椎体后缘骨质增生等。而非骨性椎管狭窄的原因，如黄韧带肥厚、钙化、腰椎间盘突出、椎管内占位性病变等。退行性改变导致的椎管狭窄，往往是多种原因并存。尚有先天发育的椎管狭窄。

一般将腰椎管划分为中央椎管、侧隐窝和神经根管三部分。腰椎管一处或多处管腔的狭窄压迫马尾神经或神经根均可引起相应的临床症状。

中医学并无腰椎管狭窄症这个病名，但根据本病的病因病机和临床表现，属中医学"腰痹""腰腿痛"等范畴，病因与陈伤劳损、肝肾亏虚、筋骨痿弱等有关。

（一）中医病因病机

归纳而言，腰椎管狭窄症的发生、发展与体质的盛衰以及生活环境、劳损、外伤等有密切的关系。

1. 外邪入侵

（1）《素问·痹论》指出："风寒湿三气杂至，合而为痹……其留连筋骨间者，痛久。"《杂病源流犀烛》中也有"腰痛精气虚，而邪客痛也""肾虚其本也，风寒湿热痰饮，气滞血瘀闪挫其标也"的论述。即便是体质良好者，如果长期感受寒湿，风寒湿之邪杂至，日久亦可积而成疾。而体质虚弱或过劳之时，外邪更易入侵而为病。

（2）久居炎热潮湿之地，外感风湿热邪，袭于肌腠，壅于经络，痹阻气血经脉，滞留于腰部筋脉，发为风湿热痹。

2. 体质虚弱

由于患者素体虚弱，气血不足，腠理空疏，易为外邪所侵；既病之后，正不能驱邪外出，以致风寒湿热之邪得以逐渐深入，留连于腰背部筋骨血脉。尤其是人至中年，营卫气血渐弱，肝肾渐衰，筋骨懈惰，血脉壅滞，发而为病。

3. 外伤及劳损

腰部外伤必然导致局部经脉气血瘀滞不通，会导致气血失和，经脉不通，肝肾亏虚。肾主骨生髓，肝养筋藏血。肝肾亏损，筋骨失养，日久血瘀痰聚，累及肝肾督脉，则病根深入，缠绵难愈，而致腰腿疼痛。

中医认为，筋束骨而利关节。腰椎管狭窄增生，与腰椎的长期慢性筋骨失衡有关。筋先劳损而力弱，使椎间关节失稳，椎管内神经组织则受累，局部气血失养，瘀血阻络，或痰湿阻络而发病。随着年龄的增长，肝肾亏损日益增加，筋骨退变可加重，导致疾病反复发作而加重。如能调治得当，筋骨得以充养而恢复，则病情或稳定，或减少发作，或自愈。

（二）西医病理机制

先天发育性腰椎管狭窄症主要是由于椎节在生长过程中发育不良造成的，导致椎管本身或神经根管狭窄，致使神经受到刺激和压迫而引发一系列的临床症状。临床上更为多见的是后天获得性腰椎管狭窄症，多是由于腰椎的退行性变引起的，包括椎间盘的突出与脱出、黄韧带的肥厚与松弛、小关节和椎体后缘骨质的退变增生肥大等病理解剖改变，在临床上分为椎管的中央狭窄、侧隐窝狭窄、神经根管狭窄。

其他如腰椎滑脱、外伤、腰骶椎手术后产生的医源性因素等也可引起椎管的狭窄。当狭窄到一定程度时，就会出现神经压迫症状，表现为间歇性跛行；当狭窄严重时就会产生马尾神经综合征，表现为会阴区感觉异常和大小便障碍。如果狭窄发生于侧隐窝或神经根管，则压迫神经根，可出现明显的神经根症状。退行性腰椎管狭窄，起病缓慢，通常与体位有关，某些体位可引起椎管狭窄的改变。

(三) 诊断要点

1. 本病多发于中老年人，有慢性腰腿痛病史。

2. 有下肢神经根麻痹或神经性间歇性跛行。

3. 慢性反复发作性腰痛或（和）腿痛，行走或腰过伸时疼痛加重，休息或腰前屈时疼痛减轻或消失。

4. 腰过伸试验阳性，可有根性或马尾神经损害体征。

5. X线、CT或MRI检查提示椎管狭窄。

(四) 中医治疗概要

除了一些严重的椎管狭窄病例，严重影响患者生活，或存在马尾神经损害、进行性神经损害患者需手术治疗外，大多数轻、中度的腰椎管狭窄症病人经过非手术治疗，症状可以得到明显缓解。治疗时重点在于控制椎管狭窄加重的因素、自身的保养预防。中医方面：注重调和气血、平衡筋骨，尤其对于中老年患者，应重视内外兼治，强调优化应用多种综合疗法针对病因病机进行调治。

1. 辨证治疗

（1）风寒痹阻型

【证候特点】腰腿酸胀重着，痛处游走不定，时轻时重，拘急不舒，遇冷加重，得温痛缓。舌质淡，苔薄白或白腻，脉沉紧。

【治法】祛风除湿，蠲痹止痛。

【代表方剂】独活寄生汤加减。

【基本处方】独活 10g，桑寄生 10g，牛膝 10g，杜仲 10g，防风 10g，细辛 3g，秦艽 10g，党参 15g，茯苓 15g，当归 10g，芍药 15g，熟地黄 15g，川芎 10g，甘草 5g。

【加减法】若腰腿疼痛沉着者，加萆薢 15g，淫羊藿 10g 以加强祛风除湿功效；若下肢疼痛剧烈者，加蜈蚣 2 条，全蝎 5g 以通络止痛。

（2）湿热痹阻型

【证候特点】腰腿疼痛，痛处伴有热感，或见肢节红肿疼痛，口渴不欲饮，烦闷不安，小便短赤，或大便里急后重，舌质红，苔黄腻，脉滑数。

【治法】清热利湿，通络止痛。

【代表方剂】清火利湿汤加减。

【基本处方】黄柏 10g，山栀子 10g，茵陈蒿 15g，薏苡仁 30g，苍术 10g，防己 10g，羚羊角（先煎）15g，桑枝 30g，威灵仙 15g，桃仁 10g，牛膝 15g。

【加减法】若苔黄厚腻明显，加白蔻仁 10g，竹茹 10g 以芳香化湿；若腿痹痛明显，加蜈蚣 2 条，乌梢蛇 10g 以通络止痛。

（3）气滞血瘀型

【证候特点】近期腰部有外伤史，腰腿疼痛剧烈，痛有定处，刺痛，腰部俯仰困难，痛处拒按，舌紫暗，或有瘀斑，苔薄白，脉弦细。

【治法】活血化瘀，通络止痛。

【代表方剂】复元活血汤加减。

【基本处方】柴胡 10g，天花粉 15g，当归 10g，红花 5g，生甘草 5g，炮山甲（先煎）10g，大黄（酒浸）10g，桃仁（酒浸）10g。

【加减法】若疼痛明显，可加香附 10g，泽兰 15g 以加强行气活血止痛。

（4）肾气不足型

【证候特点】腰腿酸痛缠绵日久，反复发作，腰腿无力，遇劳更甚，卧则减轻，形羸气短，肌肉瘦削。舌质淡，苔薄，脉沉细。

【治法】偏于阴虚者治宜滋补肾阴，方选左归丸加减。偏于阳虚者治宜温补肾阳，方选右归丸加减。

【代表方剂】左归饮或右归饮加减。

【基本处方】左归饮：熟地黄 20g，山药 15g，枸杞子 10g，炙甘草 5g，茯苓 15g，山茱萸 10g。

右归饮：熟地黄 20g，炒山药 15g，山茱萸 10g，枸杞 15g，炙甘草 10g，姜杜仲 10g，肉桂 3g，制附子（先煎）15g。

【加减法】若面色㿠白、神疲纳呆，加黄芪 30g，党参 15g 以补益气血；若口咽干燥，加麦冬 15g，玄参 15g 以养阴生津；若食少便溏，加党参 20g，砂仁（后下）10g 以补气健脾。

2. 外治法

（1）手法治疗：治疗腰椎管狭窄症一般建议使用轻柔、温和的手法，起到提高神经肌肉调节功能、减少或矫正筋骨失衡、增大椎间孔、促进血液循环的作用。

常用手法：①患者取俯卧位，胸部垫薄枕，触诊寻找腰部及臀部压痛点，按法、揉法放松腰背肌肉，采用点穴手法以消除痛点；②取侧卧位行斜扳摆腰，重点为健侧卧位，注意询问病人疼痛及放射痛程度，以疼痛消失的位置为最佳斜扳角度，如果疼痛缓解不明显，医者可将腿置于患者双腿之间向上提拉，辅助完成大角度前屈，动作柔和，循序渐进；③再取仰卧位行屈髋抱膝滚腰扩大椎管及神经根管体积，医生可在患者头尾帮助滚动，以使患者放松腰部肌肉，防止使用暴力；④治疗后采用体位维持：如弯腰步行、严格卧床（半卧位），防止后伸。每 2 天 1 次，连续 3 次为 1 个疗程，共治疗 1 ~ 2 个疗程。

（2）针灸疗法：常用的有：①体针：选用华佗夹脊、

八髎，双侧秩边、委中、承山、光明，可加电针，每天 1
次，每次 30 分钟左右，10 次为 1 个疗程。循经取穴以下肢
足太阳膀胱经、足少阳胆经腧穴为主。②灸法：使用普通艾
条温通督脉及双下肢经脉，急性期可以使用雷火灸作腰背部
和下肢经脉治疗。③薄氏腹针：适用于早、中期经络痹阻不
通，腰腿疼痛麻木者；取穴以引气归元为主，加气旁、气
穴、外陵、下内湿点。

（3）腰椎屈曲位牵引术：适应于非急性期、无明显神
经功能损害的轻中度腰椎管狭窄症患者。牵引重量：体重
≤ 50kg 为 25kg，体重每增加 5kg，牵引重量增加 1kg。选
用腰部屈曲位或俯卧位持续牵引，每次 20 分钟，每天
1 次。

（4）理疗：常规的物理治疗，主要有光疗（包括红外
线光疗、激光疗法）、电疗（离子导入法、低频电疗、中频
电疗、高频电疗）、热疗（热敷、蜡疗、透热疗法等）。

（五）难点与对策

1. 急性期非手术治疗效果欠佳

现代研究认为，急性期疼痛的主要原因是机械压迫和
炎症反应。根据我们的经验，宜采用手法和针灸治疗。手法
能改善腰椎管的形态的病理，减轻机械压迫。而针灸的长处
在于止痛，针灸止痛已经得以证实，我们常用平衡针，采用
"病在上取之下，病在下取之上，病在左取之右，病在右取

之左"的取穴方法，临床上一般取腰痛穴（前额正中，前额划"十"字，"十"字中间即为此穴）和头痛穴（足背第1、第2趾骨结合部前凹陷中）。采用平刺法，针体与腧穴皮肤约成15°角刺入，上下提插强刺激，达酸、麻、胀或触电感时即可出针。对反复发作或首次发作疼痛未完全控制者，在不晕针的情况下，可适当留针5～10分钟。而灸法，则取之温补能力强，对于虚弱者和虚寒者尤其重要，其作用的靶点，则是针对椎管内的血运和炎症反应。

2. 高龄患者对治疗的耐受性差

腰椎管狭窄重症患者多为老年患者，根据患者的身体条件，如高龄患者，尤其是骨质疏松患者，在手法治疗过程中需用力轻巧，动作幅度小，以患者自身用力为主，医生用力需减少，谨防骨折；肥胖患者，腹部大，屈髋受影响；心肺功能弱者，稍有动作则体力不支。对于年老体弱的患者，更需要悉心指导和用心治疗，比如按摩时采用侧卧位，轻柔地揉推背部肌肉，不可用按压的手法，防止腹压和胸腔压力增高，也可防止发生老年人骨质疏松的脆性骨折。通过腰椎前屈、间歇滚动，减轻骨盆前倾，拉开棘突间距离，拉伸褶皱的后侧韧带，调整错位的小关节以扩大后方椎管，同时可使神经产生位移，减少压迫，从而减少机械刺激。这是保守治疗手段中最重要的方法之一。

老人体弱，针法也要轻柔，补泻适当。而且多用灸法以培扶正气、温经活血。同时需内服中药，补气温阳缓缓而行最为重要。

3. 疗效巩固难

我们根据多年经验提出治疗腰椎管狭窄症 16 字方针，即"动静结合、筋骨并重、内外兼治、医患合作"。在治疗过程重视功能锻炼，患者配合医生完成一些后续的治疗，比如在治疗之外，患者注意生活起居调护可减少发病，尤其是针对病理因素，采用前屈保护体位，对于缓解症状有良好的效果。急性发作病情重者，痛不能寐，把床头床尾抬高，使患者成屈髋和屈腰卧位，部分患者症状立即缓解；缓解期则需要加强腰、腹肌的练功。练功之外还需要注意保养，避免一些缩小腰椎管容积的动作如腰后仰、飞燕式等。练功时循序渐进，不可受伤，持之以恒，多能减少发作。

二、验案精选

案一：何某，女，48 岁。2018 年 1 月 17 日初诊。

腰胀痛不适伴双下肢酸痛不适 2 年，活动后加重，双侧臀部及大腿后侧牵扯酸痛不适，行走 10 分钟左右症状明显加重，需要休息。便稀 10 余年，日行 5～6 次，小便可。查体：腰部屈伸尚可，腰部局部压痛明显，下肢腱反射减弱，四肢肌张力、肌力、感觉未见异常。双侧直腿抬高试验阴性。舌淡，苔白腻，脉沉。影像学：外院 CT 提示 L4/5、L5/S1 椎间盘突出，腰椎退行性变，L4 椎体 I 度前滑脱。处方：

第三章 常见颈腰腿痛病症诊治思路及验案

砂　仁（后下）10g　木　香（后下）10g

生山萸肉 20g　　　当　归 15g　　　黄　芪 45g

党　参 30g　　　　白　术 30g　　　茯　苓 20g

炙甘草 10g　　　　杜　仲 15g　　　骨碎补 15g

淫羊藿 15g　　　　补骨脂 20g　　　桑寄生 15g

熟附子（先煎）15g　肉豆蔻 15g

7 剂，水煎内服

二诊（2018 年 3 月 9 日）：腰胀痛不适伴双下肢酸痛不适较前减轻，双侧臀部及大腿后侧仍有牵扯酸痛不适，便稀同前，小便可。查体：腰部屈伸尚可，腰部局部压痛明显，下肢腱反射减弱，四肢肌张力、肌力、感觉未见异常。双侧直腿抬高试验阴性。舌淡，苔白腻，脉沉。影像学：外院CT 提示 L4/5、L5/S1 椎间盘突出，腰椎退行性变，L4 椎体I 度前缘滑脱。初诊：

砂　仁（后下）10g　木　香（后下）10g

肉　桂（焗服）5g　　当　归 15g　　　黄　芪 45g

生晒参 15g　　　　白　术 20g　　　茯　苓 15g

炙甘草 10g　　　　杜　仲 20g　　　骨碎补 15g

淫羊藿 20g　　　　补骨脂 20g　　　巴戟天 15g

熟附子（先煎）15g

10 剂，水煎内服

按：腰腿痛、大便溏泄、舌质淡、苔白腻、脉沉，属脾肾阳虚，气血不足之证，治宜温肾壮阳、健脾益气，长服方见效。

案二：莫某，男，71 岁。2017 年 5 月 8 日初诊。

双下肢痹痛反复半年，以大腿后侧至足踝、足背处明显。平躺时不能减轻，不敢翻身。久行后加重。查体：腰椎侧弯明显，腰部局部压痛不明显，下肢腱反射减弱，右侧小腿肌张力减弱，左侧姆背伸肌肌力减弱，余肌力、肌张力及感觉未见异常。双侧直腿抬高试验阴性。舌淡，苔白，脉弦细。处方：

熟地黄 20g	生山萸肉 20g	牡丹皮 15g
杜 仲 20g	骨碎补 15g	巴戟天 15g
枸杞子 15g	淫羊藿 30g	乌梢蛇 15g
肉苁蓉 20g	盐牛膝 15g	

7 剂，水煎内服

二诊（2017 年 5 月 26 日）：双下肢痹痛稍减，大腿后侧至足踝、足背处仍明显。平躺时较前减轻。间歇性跛行。查体：腰椎侧弯明显，腰部局部压痛不明显，下肢腱反射减弱，右侧小腿肌张力减弱，左侧姆背伸肌肌力减弱，余肌力、肌张力及感觉未见异常。双侧直腿抬高试验阴性。舌淡，苔白，脉弦细。处方：

熟地黄 20g	生山萸肉 20g	牡丹皮 15g
杜 仲 20g	骨碎补 15g	巴戟天 15g
枸杞子 15g	淫羊藿 30g	乌梢蛇 15g

肉苁蓉 20g　　　　盐牛膝 15g　　　　土鳖虫 15g

千斤拔 30g

7 剂，水煎内服

按：此例腰腿痛，舌淡红、苔白、脉象弦细，属肝肾精气不足，筋脉失养，治宜滋补肝肾、强壮筋骨、通经活络。

第四节　腰椎滑脱

一、诊治精要

腰椎滑脱是指腰椎椎体间因先天或外伤等因素造成椎弓根峡部骨性连接发生异常，或者椎间盘退变后方韧带复合体松弛而发生的椎体间的前后移位，并由此引起的以腰痛及下肢神经根性痛为主的症候群。根据椎弓根峡部的完整与否可分为真性和假性滑脱，其中无椎弓根部不连接，一个或数个椎体向前或向后移位，滑脱程度一般在 30% 以内者，称为假性滑脱，也可以称为退行性滑脱；因椎弓根峡部不连接所致的腰椎滑脱，称为真性滑脱。腰椎滑脱的发病率约为 5%，其中女性发病率高于男性，好发于腰 5 和腰 4 两个部位。

中医学中并无"腰椎滑脱"一名，但根据本病的病因病机和临床表现，可归属于中医"腰痛"或"痹证"的范畴。

（一）中医病因病机

腰椎滑脱属于中医的"腰痛"或"痹证"范畴。痹病的病因病机、证候分型及演变过程在《内经》中均有记载。《素问·痹论》曰："风、寒、湿三气杂至，合而为痹，其风气胜者为行痹，寒气胜者为痛痹，湿气胜者为着痹也。"筋伤是各种暴力或慢性劳损等原因造成筋的损伤。《灵枢·脉经》曰"筋为刚"，言筋的功能坚劲刚强，能约束骨骼。《素问·五脏生成》说："诸筋骨皆属于节。"说明人体的筋都附着于骨上，大筋联络关节，小筋附于骨外。《杂病源流犀烛·筋骨皮肉毛发病源流》中说："筋也者，所以束节络骨，绊肉绷皮，为一身之关纽，利全体之运动者也，其主则属肝……所以屈伸行动，皆筋为之。"筋，筋膜也，附着于关节和肌肉周围，是筋膜、肌腱、腱鞘、韧带、关节囊等组织的总称，主要功能是约束肌肉组织，维护关节稳定，产生肢体运动等。筋的收缩松弛，对关节的活动功能和活动范围具有重要的作用。筋脉得以濡养，则收缩自如，肢体、关节运动灵活而精准；一旦筋脉失养，则气血不通，不通则痛，且活动受限，筋脉拘急，肢体屈伸不利，甚至痿废不用。因此，筋病多影响肢体活动。腰痛出自《素问·刺腰痛论》，即腰部疼痛。腰痛是退行性腰椎滑脱临床上最常见的症状。腰，肾之府也，足少阴肾经循行"贯脊属肾"，腰痛与肾及腰背部经络病受损相关。腰部韧带、肌肉和关节损伤或病变均可致腰痛。《外科证治全书》曰："诸痛皆由气血瘀滞不通所致。"腰背部不良动作，导致脉络充血而溢于脉外，日久而成瘀，疼痛由生。

腰椎滑脱的病因，根据传统医学的理论，大致可归纳为内因和外因两大类。外因主要为外邪侵扰，慢性劳损，《素问·脉要精微论》指出"腰者，肾之府，转摇不能，肾将惫矣"。内因主要为身体内部因素，如体质强壮，气血旺盛，肝肾充实，则筋骨强盛，不易发病；而体弱多病，气血虚弱，肝肾不足，筋骨则痿软，易发此病。巢元方《诸病源候论》曰："凡腰痛有五。一曰少阴，少阴肾也，十月万物阳气伤，是以腰痛。二曰风痹，风寒著腰，是以痛。三曰肾虚，役用伤肾，是以痛。四曰及腰，坠堕伤腰，是以痛。五曰寝卧湿地，是以痛。"古代医家指出："劳损与肾，动伤经络，又以风冷所侵，血气击搏，故腰痛也。阳者不能俯，阴者不能仰，阴阳俱受邪气者故令腰痛不能俯仰。"中医学中，脊柱的锻炼常"以腰为轴"，把扭腰转胯、俯仰伸腰、左右弯腰、桥形拱腰、旋腰转背等腰部活动看作生命之本。腰背肌功能锻炼在本病的预防与治疗中起到明显作用。

(二) 西医病理机制

西医学认为腰椎滑脱的病因尚存争议，主要可分为3个主因，即先天性发育缺陷、慢性劳损、应力性损伤。1976

年，Wiltse 与 Newman–Maenab 根据其病因将腰椎滑脱分为发育不良性、峡部裂性、退行性、创伤性和病理性 5 种。

1. 先天发育不良性腰椎滑脱

由于骶骨上部、小关节突发育异常或第 5 腰椎椎弓缺损，从而缺乏足够的力量阻止椎体前移，峡部可以是正常的，也可能狭长而薄弱，甚至发现断裂。由于先天性异常的存在，行走后会发生滑脱。这种类型的腰椎滑脱通常小于30%。仅少数滑脱严重，同时可伴有移行椎、骶裂、浮棘、菱形椎等其他下腰部畸形，有遗传因素。

2. 峡部病变性腰椎滑脱

其基本病变在关节突间椎弓峡部，可分峡部疲劳骨折、峡部狭长而薄弱及峡部急性骨折等三个亚型。仅有峡部病变而椎体向前滑移者又称峡部崩裂。

（1）峡部疲劳骨折：最常见于 50 岁以下者，与患者进行剧烈活动和长时间处于背伸的坐位有关，背伸时腰椎峡部要承受更大的压力和剪切应力。由于峡部疲劳骨折而分离或吸收，使上位椎体向前滑出。

（2）峡部狭长而薄弱：由于峡部重复多次的疲劳性微小骨折，其愈合时使峡部延长但未断裂，同时允许椎体前移。现多数学者认为狭长的峡部是先天发育不良所致，并将其归入第一类。薄弱的峡部最终会断裂，但在 X 线片或手术中发现残根的长度要大于正常人，这一点与单纯的峡部疲劳性骨折不同。

（3）良性峡部骨折：严重的创伤，可同时伴有椎体滑脱，但更常见的是仅有腰椎峡部崩裂而无滑脱。

3. 退行性腰椎滑脱

退行性腰椎滑脱是由于长时间持续的下腰不稳或应力增加，使相应的小关节发生磨损，关节突逐渐水平化，加之椎间盘退变、椎间不稳、纵韧带松弛，从而逐渐发生滑脱，但峡部仍保持完整，故又称假性滑脱。退行性滑脱多于 50 岁以后发病，女性发病率是男性的 3 倍，多见于 L4 椎体，其次是 L5 椎体。滑脱程度一般在 30% 以内。

4. 创伤性腰椎滑脱

创伤引起椎体的多个结构如椎弓、小关节、峡部等骨折（不是峡部孤立骨折），由于椎体前后结构连续性破坏导致滑脱。

5. 病理性腰椎滑脱

由于肿瘤、炎症或全身及局部的其他病变，如 Paget 病、梅毒病变、骨质疏松等，累及椎弓、峡部，以及上、下关节突，使骨质破坏，或是椎间盘韧带结构的病变破坏了局部的稳定性，造成椎体后结构稳定性丧失，发生滑脱。

腰椎手术后，由于脊柱后方解剖结构遭到破坏而发生的滑脱，又称医源性或获得性滑脱。有学者报告腰骶融合术后，因应力遮挡出现邻椎病，部分病人会于上位腰椎发生峡部疲劳性骨折。

（三）诊断要点

临床诊断依靠症状、体征和 X 线片，尤其是腰椎左右斜位片，通常并不困难，必须明确：①椎弓崩裂、脊椎滑脱与腰痛的关系，是否为腰痛的原因。②是否有神经根或马尾神经受压的症状。同时需与能够引起腰痛和下肢放射痛的腰部其他疾病，如腰椎间盘突出症、腰椎管狭窄症、腰肌急慢性损伤、椎管内肿瘤、多发性神经根炎等相鉴别。除临床症状外，X 线片是否有峡部裂与椎节滑脱，是鉴别的特征。

（四）中医治疗概要

腰椎滑脱的治疗，在临床上分为手术治疗和非手术治疗（保守治疗）两类。总的原则是使滑移的椎体回复到原来的解剖位置或者部分回复，使之稳定，防止其再次滑移，同时缓解患者因滑脱而出现的一系列症状。有相当一部分峡部裂和 I 度滑脱者并无症状，不需要治疗，但需避免重体力劳动，并加强腰背肌锻炼；对症状轻微的 I 度滑脱，采用非手术治疗；如出现明显的腰痛并伴有神经支配区域异常，影响患者生活与工作，则需要手术治疗。

1. 中药辨证治疗

（1）风寒痹阻型

【证候特点】腰腿酸胀重着，痛处游走不定，时轻时重，拘急不舒，遇冷加重，得温痛缓。舌质淡，苔薄白或白腻，脉沉紧。

【治法】祛风除湿，蠲痹止痛。

【代表方剂】独活寄生汤加减。

独活 10g，桑寄生 10g，牛膝 10g，杜仲 10g，防风 10g，细辛 3g，秦艽 10g，党参 15g，茯苓 15g，当归 10g，芍药 15g，熟地黄 15g，川芎 10g，甘草 5g。

【加减法】若腰腿疼痛沉着者，加萆薢 15g，淫羊藿 10g 以加强祛风除湿功效；若下肢疼痛剧烈者，加蜈蚣 2 条，全蝎 5g 以通络止痛。

（2）湿热痹阻型

【证候特点】腰腿疼痛，痛处伴有热感，或见肢节红肿疼痛，口渴不欲饮，烦闷不安，小便短赤，或大便里急后重，舌质红，苔黄腻，脉滑数。

【治法】清热利湿，通络止痛。

【代表方剂】清火利湿汤加减。

黄柏 10g，山栀子 10g，茵陈蒿 15g，薏苡仁 30g，苍术 10g，防己 10g，羚羊角（先煎）15g，桑枝 30g，威灵仙 15g，桃仁 10g，牛膝 15g。

【加减法】若苔黄厚腻明显，加白蔻仁 10g，竹茹 10g 以芳香化湿；若腿痹痛明显，加蜈蚣 2 条，乌梢蛇 10g 以通络止痛。

（3）气滞血瘀型

【证候特点】近期腰部有外伤病史，腰腿疼痛剧烈，痛有定处，刺痛，腰部俯仰困难，痛处拒按，舌紫暗，或有瘀斑，苔薄白，脉弦细。

【治法】活血化瘀，通络止痛。

【代表方剂】复元活血汤加减。

柴胡 10g，天花粉 15g，当归 10g，红花 5g，生甘草 5g，炮山甲（先煎）10g，大黄（酒浸）10g，桃仁（酒浸）10g。

【加减法】若疼痛明显，可加香附 10g，泽兰 15g 以加强行气活血止痛之功。

（4）肾气不足型

【证候特点】腰腿酸痛缠绵日久，反复发作，腰腿无力，遇劳更甚，卧则减轻，形羸气短，肌肉瘦削。舌质淡，苔薄，脉沉细。

【治法】偏于阴虚者治宜滋补肾阴，方选左归丸加减。偏于阳虚者治宜温补肾阳，方选右归丸加减。

【代表方剂】左归饮或右归饮加减。

左归饮：熟地黄 20g，山药 15g，枸杞子 10g，炙甘草 5g，茯苓 15g，山茱萸 10g。

右归饮：熟地黄 20g，炒山药 15g，山茱萸 10g，枸杞 15g，炙甘草 10g，姜杜仲 10g，肉桂 3g，制附子（先煎）15g。

【加减法】若面色㿠白，神疲纳呆者加黄芪 30g，党参 15g 以补益气血；若口咽干燥，加麦冬 15g，玄参 15g 以养阴生津。若食少便溏加党参20g，砂仁（后下）10g以补气健脾。

2. 外治法

（1）手法治疗：原则是改善腰肌高张力状态，恢复腰椎稳定，改善腰椎承重力线。但手法要求刚柔和缓、轻快稳妥、力度适当，切忌强力按压和扭转腰部，以免造成更严重的损害。适用于Ⅰ度腰椎滑脱症或退行性滑脱症。

（2）针灸疗法：①体针：选用华佗夹脊、八髎，双侧秩边、委中、承山、光明，可加电针，每天1次，每次30分钟左右，10次为1个疗程。循经取穴以下肢足太阳膀胱经、足少阳胆经腧穴为主。②灸法：使用普通艾条温通督脉及双下肢经脉，急性期可以使用雷火灸做腰背部和下肢经脉治疗。③薄氏腹针：适用于早、中期经络痹阻不通，腰腿疼痛麻木者；取穴以引气归元为主，加气旁、气穴、外陵、下风湿点。

（3）理疗：常规的物理治疗，主要有光疗（包括红外线光疗、激光疗法）、电疗（离子导入法、低频电疗、中频电疗、高频电疗）、热疗（热敷、蜡疗、透热疗法等）。

（4）封闭治疗：常用骶管封闭术或椎管内封闭术。

二、验案精选

案一：孔某，男，61岁。2017年5月10日初诊。

反复腰痛伴右下肢痹痛2年。腰部及臀部、右下肢后外侧牵扯痛、麻木，间歇性跛行，严重时行走 2 分钟即需要休息。既往曾有左下肢放射痛，现无明显疼痛。大便稀，小便可。查体：腰 4/5 节段可触及明显台阶感，左下肢肌肉较右侧萎缩，肌力未见明显异常，右小腿外侧感觉减退，双侧跟腱反射未引出。舌红，苔薄白，脉滑数。影像学：MRI 检查提示 L4 椎体向前滑脱，黄韧带肥厚，L4/5 节段椎管狭窄。处方：

姜　黄 15g	盐牛膝 15g	五灵脂 15g
蒸枳壳 10g	徐长卿 30g	豨莶草 20g
白　芍 15g	制川乌 15g	蜂　房 15g
甘　草 10g	海桐皮 20g	威灵仙 30g
天花粉 30g	土鳖虫 15g	马钱子粉（冲服）0.6g

7 剂，水煎内服

二诊（2017 年 6 月 7 日）：患者诉服药后腰部及臀部、右下肢牵扯痛减轻，右下肢麻木基本同前。仍有间歇性跛行，严重时行走 2 分钟即需要休息。大便较前成形，小便可。查体：腰 4/5 节段可触及明显台阶感，左下肢肌肉较右侧萎缩，肌力未查及明显异常，右小腿外侧感觉减退，双侧跟腱反射未引出。舌红，苔薄白，脉滑数。处方：

姜　黄 15g	盐牛膝 15g	五灵脂 30g
蒸枳壳 10g	徐长卿 30g	豨莶草 20g
白　芍 15g	制川乌 15g	蜂　房 15g
甘　草 10g	海桐皮 20g	威灵仙 30g

天花粉 30g　　　土鳖虫 15g　　　马钱子粉（冲服）0.8g

　　　　　　　　　　　　　　　　　12 剂，水煎内服

　　按：本例腰腿痛，痛剧，下肢麻木，舌红苔白，脉滑数，属气滞血瘀，风寒痰湿痹阻经络，治宜祛风寒湿痹、祛瘀通络，可暂时缓解症状。

案二：练某，女，86 岁。2017 年 5 月 8 日初诊。

　　反复腰痛伴双肢痹痛、行走困难 1 年。行走约 300 米即需要休息。大便黏，小便多。查体：腰 4/5 节段压痛，有阶梯感，右侧直腿抬高试验阳性，双侧膝腱、跟腱反射未引出。舌红，苔白，脉滑。影像学：X 线片提示"L4 椎体向前滑脱"。处方：

姜　黄 15g　　　盐牛膝 15g　　　徐长卿 30g

豨莶草 15g　　　威灵仙 15g　　　当　归 15g

蜂　房 15g　　　甘　草 10g　　　海桐皮 20g

五灵脂 15g　　　蒸枳壳 10g　　　土鳖虫 15g

牡丹皮 15g　　　厚　朴 15g　　　薏苡仁 30g

川加皮 20g　　　狗　脊 20g

　　　　　　　　　　　　　　　　　7 剂，水煎内服

　　二诊（2017 年 5 月 24 日）：诉腰痛伴双肢痹痛、行走困难较前减轻。行走约 300 米仍需要休息。大便黏，小便多。查体：腰 4/5 节段压痛，有阶梯感，右侧直腿抬高试验阳性，双侧膝腱、跟腱反射未引出。舌红，苔白，脉滑。

处方：

巴戟天 15g	蒸陈皮 10g	川加皮 30g
大 枣 15g	杜 仲 20g	骨碎补 15g
牡丹皮 15g	盐牛膝 15g	砂 仁（后下）10g
淫羊藿 20g	泽 泻 15g	知 母 10g
何首乌 30g	茯 苓 15g	

10 剂，水煎内服

按：老年人腰腿痛，伴有风寒湿邪入侵，痰瘀痹阻时，先予祛风寒化痰阻、通经活络，随之转为滋补肝肾、通经活络以治其本。

第五节　膝关节骨性关节炎

一、诊治精要

膝关节骨性关节炎（osteoarthritis，OA）是指膝关节软骨出现退行性改变，并伴有软骨下骨质增生，从而使关节逐渐被破坏及产生畸形，影响膝关节功能的一种退行性疾病。疾病的整个过程不仅影响到膝关节软骨，还涉及整个关节，包括软骨下骨、韧带、关节囊、滑膜及关节周围肌肉。它开始表现为膝关节软骨生化代谢的异常和结构上的损害，进而发生退行性改变，产生关节软骨纤维化、皲裂、溃疡、脱失及整个关节面的缺损，导致关节疼痛和功能丧失。临床较多

第三章　常见颈腰腿痛病症诊治思路及验案

别称，如增生性骨关节炎、老年性骨关节炎等，仅能代表其病因、病理变化的某一方面，仍以骨关节炎较具代表性。

骨关节炎可分为原发性和继发性两类。原发性骨关节炎多发生于中老年，女性多于男性。发病原因不明，与遗传和体质因素有一定的关系。继发性骨关节炎可发生于青壮年，继发于创伤、炎症、关节不稳定、慢性反复的积累性劳损或先天性疾病等。膝关节骨性关节炎是常见的关节疾病之一，门诊的膝痛患者有一半以上是因为骨性关节炎而就医。OA 在中年以后多发，女性多于男性。本病在 40 岁人群的患病率为 10% ~ 17%，60 岁以上人群中为 50%，而在 75 岁以上人群中则高达 80%。该病有一定的致残率。相当多的膝关节退变、增生并无临床症状。当退变的关节出现临床症状时，可称为骨关节炎。

（一）中医病因病机

中医学认为膝骨关节炎的病因病机为"本虚标痹"。老年人久患腰膝疼痛，肝肾两虚。随着年龄增大，肝肾日渐衰惫，难以充盈筋骨，骨枯则髓减，骨质因而疏松，长期超负荷负重，骨骼进而变形，筋不得滋润则出现关节疼痛，活动不利，又肝肾不足日久必累及气血亏虚，故膝关节骨性关节炎以肝肾不足、精血亏损为本，感受风、寒、湿热之邪，气滞血瘀为标。

（二）西医病理机制

对于本病病因，西医学尚未完全阐明，但已明确以下许多因素可以造成关节软骨破坏：

1. 年龄因素

发病率随年龄增长递增。

2. 性别因素

男女均可发病，但以女性多见，尤其是闭经前后的妇女。说明该病可能与体内激素变化有关。

3. 体重因素

肥胖和粗壮体型的人中发病率较高。体重超重，势必增加关节负重，促使本病发生。

4. 饮食因素

营养不良也是致病因素之一。

5. 气候因素

常居潮湿、寒冷环境的人多有症状。可能与温度低引起血运障碍有关。血运障碍可使骨内血液循环不畅，骨内压及关节内压增高而造成疼痛、肿胀等症状。

6. 创伤因素

由于关节创伤，急性创伤如关节骨折或脱位；慢性劳损，如膝内翻、膝外翻、半月板切除术后、先天性髋关节脱位、髋内翻等均可诱发膝关节骨性关节炎，属于继发性骨性关节炎。

7. 炎症因素

如急性或慢性化脓性关节炎、结核、类风湿性关节炎等。

（三）诊断要点

1. 近 1 个月内反复的膝关节疼痛。

2. X 线片（站立位或负重位）示关节间隙变窄、软骨下骨硬化和（或）囊性变、关节边缘骨赘形成。

3. 年龄 ≥ 50 岁。

4. 晨僵时间 ≤ 30 分钟。

5. 活动时有骨摩擦音（感）。

注：满足诊断标准 1+（2、3、4、5 条中的任意 2 条）可诊断膝关节骨性关节炎。

（四）中医治疗概要

膝关节骨性关节炎的治疗，采取综合治疗的方法比单一疗法有效。于疾病缓解期，以功能锻炼及保养为主，配合理疗、按摩、针灸及药物治疗。而急性发作期，以药物内服外用、理疗、适当休息及适当的锻炼，也可配合按摩、针灸等。对于非手术治疗效果欠佳者，亦可考虑手术治疗。依据引起症状的原因不同而采用不同的术式，如软骨及骨膜移植术、关节清理术、截骨术，严重者可用全膝关节表面置换术。

1. 辨证治疗

膝痹的治疗，应抓住其"本虚标痹"的特点来辨证施治。缓解期多见肝肾不足，或夹有瘀阻脉络；急性发作期多见湿热下注或风寒湿痹，其中因风、寒、湿邪偏重不同，又分为行痹、着痹、痛痹 3 型。治疗时能够随之而遣方用药，方能奏效。

（1）肝肾不足型

【证候特点】膝部酸痛反复发作，无力感、关节变形，或有膝内翻，或筋骨外移，伴有耳鸣、腰酸，舌质淡，苔白，脉细或弱。

【治法】补气血，益肝肾，温经通络。

【代表方剂】右归饮。

常用药物：补气血用八珍汤，益肝肾用鹿角胶、熟地黄、锁阳、巴戟天、牛膝、杜仲、山茱萸、桑寄生、枸杞等，温经通络用当归、熟附子、桂枝、细辛、制川乌等。

【基本处方】鹿角胶（烊化）12g，熟地黄 30g，当归 12g，锁阳 12g，巴戟天 15g，牛膝 18g，杜仲 18g，白术 15g，乌梢蛇 20g，山茱萸 10g，桑寄生 30g，熟附子 15g，骨碎补 15g，黄芪 30g。

【加减法】头目眩晕、耳聋耳鸣，则减巴戟天、锁阳，加枸杞子 12g；纳呆便溏，则加山药 12g，茯苓 30g，炒扁豆 24g。

（2）气血虚寒型

【证候特点】膝关节肿痛，遇寒则发，劳累加剧，形体浮胖，面色苍白，喜暖怕冷，四肢乏力，食少便溏，舌淡苔白润，脉沉细弱。

【治法】补益气血，温经壮阳。

【代表方剂】邓晋丰经验方。

常用药物：补益气血用当归、川芎、白芷、熟地黄、党参、茯苓、白术、山药、黄芪等；温经壮阳用熟附子、桂枝、细辛、制川乌、熟地黄、鹿角霜、羊藿叶等。

【基本处方】熟地黄 24g，鹿角霜 15g，党参 18g，黄芪 24g，白芍 12g，杜仲 18g，羊藿叶 15g，砂仁 10g，当归 15g，白术 18g，熟附子 15g。

【加减法】纳呆便溏，去熟地黄、白芍，加茯苓 18g，陈皮 10g 以健脾利湿；痛剧加土鳖虫 12g，全蝎 9g，乌梢蛇 15g 以通络止痛。

（3）湿热下注型

【证候特点】膝痛，红肿，觉热感，得冷则舒，得温痛剧，痛不可近，关节不能活动，小便黄赤，舌红苔黄腻，脉滑数。

【治法】清热利湿，通经止痛。

【代表方剂】四妙散。

常用药物：黄柏、苍术、薏苡仁、知母、茵陈蒿、萆薢等。

【基本处方】黄柏 10g，苍术 10g，薏苡仁 30g，牛膝 18g，海桐皮 30g，知母 12g，茵陈蒿 21g，萆薢 30g，蚕沙 15g，防风 18g，姜皮 12g。

【加减法】肢肿明显者，加汉防己 10g，木瓜 10g。食欲不振者去知母，加扁豆 24g，谷芽 10g，茯苓 15g。

（4）风寒湿痹型

【证候特点】膝部肿胀，膝关节内有积液，膝部酸重沉着，活动不便，疼痛缠绵，阴雨寒湿天气加重，舌质淡红，苔薄白腻，脉濡缓。

【治法】祛风胜湿，温经通络。

【代表方剂】独活寄生汤。

常用药物：祛风胜湿用独活、防己、羌活、防风、威灵仙、秦艽等，温经通络用当归、熟附子、桂枝、细辛、制川乌等。

【基本处方】桑寄生 21g，独活 12g，牛膝 18g，当归 12g，熟地黄 24g，白芍 15g，桂枝 12g，乌梢蛇 30g，两面针 10g，熟附子（先煎）15g，狗脊 20g，仙茅 18g，淫羊藿 15g，细辛 3g。

【加减法】风邪偏盛者（行痹），膝痛游走不定，加防风 10g，威灵仙 10g；寒邪偏盛者（痛痹），膝痛较剧烈，得热痛减，遇寒加重，加制川乌 10g，肉桂（焗）0.5g；湿邪偏盛者（着痹），膝痛酸沉重着，以肿胀为主，加防己 10g，川萆薢 18g，秦艽 6g。正虚不甚者，可减狗脊、仙茅、淫羊藿。

2. 外治法

（1）中药离子导入法

处方：赤芍、羌活、乳香、没药、白芷、南星各 15g，当归、川芎、草乌、蒲公英、干姜各 60g。

操作：上述药物加水 1000mL 浸泡一夜后，文火煎熬 30 分钟，至 500mL 左右，过滤得药液备用。取药液适量，均匀湿润衬垫并置于患处接阳极，辅极放于相应部位，电流量以患者能够耐受为度，每次 20 分钟，每日 1 次，15 次为 1 个疗程。

（2）热敷法

①药包法

a. 四子散

处方：苏子、莱菔子、白芥子、吴茱萸各 60g。

操作：加入粗盐 250g，混合后装入布袋中，用微波炉加热，使温度达到 60 ~ 70℃，待患者能耐受温度时敷于关节痛处 20 分钟，每天 2 次，7 天为 1 个疗程。

b. 自拟方

处方：生草乌、生川乌、黄芪、杜仲、仙茅、金毛狗脊、锁阳、川芎、当归、白芷、苍术、防己、牛膝、甘松、五加皮、木香、松香、细辛、肉桂各 6g，艾叶 60g。

操作：将上述诸药共研为末。选择适宜的护膝，缝制成药物护膝，日夜使用，每 7 日更换 1 次，4 ~ 5 次为 1 个疗程。

②如意金黄散（膏）。

处方：生南星、陈皮、苍术、厚朴、生甘草各 10g，天花粉 50g，黄柏、大黄、白芷、姜黄各 25g。

操作：共研为末，水蜜调敷或茶汁调敷，或用凡士林按油膏用药比例 8 : 2 制成药膏敷患处。

（3）熏洗法

①金匮外洗方

处方：生川乌、生草乌、宽筋藤、海桐皮各 30g，半枫荷、入地金牛各 60g，大黄、桂枝各 18g。

操作：将上述诸药混匀，加水 1000mL，煎煮 20～30分钟，取药汁，先以其蒸气熏蒸患处，待药温适宜后外洗患膝，边洗边活动关节。每次 20 分钟，每日 1～2 次，7～10次为 1 个疗程。

②温经外洗方

处方：艾叶 6g，椒目、桂枝、山柰、制川乌、制草乌各9g，细辛 6g，甘松 12g，透骨草、威灵仙各 15g，茵陈 30g。

操作：将上述诸药混匀，加水 1000mL，煎煮 20～30分钟，取药汁，先以其蒸汽熏蒸患处，待药温适宜后外洗患膝，边洗边活动关节。每次 20～30 分钟，每日 2 次，14次为 1 个疗程。

（4）手法治疗

①解锁法：用于关节交锁时，不论是关节内游离体还是半月板破裂，嵌于两骨之间均可引起交锁，产生剧痛和功

第三章 常见颈腰腿痛病症诊治思路及验案

能障碍，应紧急解锁以解除痛苦。

第一，患者仰卧，患膝抬起，助手扶持固定其患侧大腿。术者一手握其踝部牵引，同时做旋转、晃动、伸膝动作；另一手拇指按压在其患膝关节隙疼痛处，同时向内按压，膝达伸直位，活动恢复即为解锁，解锁后症状多可消除。若患者体型胖大，术者也可用腋下夹持踝部牵引，手持小腿作旋转屈伸，另手操作同前。

第二，患者体位同上，术者以肩抗其患膝，面向踝侧，以背顶靠其大腿，双手握踝牵引，边牵边旋转边伸直，即可解锁。

第三，伸屈复位法：患者仰卧位，术者立于其患侧（比如右侧），左臂屈肘，用前臂托住患肢的腘窝作支点，右手握住小腿远端作为力点。左臂用力向上牵拉同时右手用力向下牵拉小腿，使之加大膝关节间隙。在牵引下作膝关节屈伸活动，有时听到解锁声即示缓解。未解锁可在牵引下作小腿内翻、内旋或外翻、外旋动作，听到解锁声，即告成功。或在伸屈膝关节时，顺势突然用力屈曲或伸直膝关节，利用突然的活动，将相嵌滑过或解除。

第四，推拉复位法：患者仰卧，屈膝90度，术者位于其患侧，以臀部坐其患足或用膝部压住其患足作固定。然后双手环抱其小腿上端，用力行前后推拉（近似抽屉试验），或在推拉同时作小腿内外旋转动作，利用关节的滑动解除交锁。

②按摩

a. 拇指推揉法

操作：患者仰卧或坐位，术者立于患膝外侧，一手扶按患肢固定，一手拇指压推揉患膝，沿膝前关节囊、髌韧带、双侧副韧带、腘后关节囊等部位行指压推揉治疗，指力由轻到重，以局部酸胀为度，每次 5 ~ 10 分钟，每日 1 次，10 次为 1 个疗程。

b. 弹拨肌筋法

操作：患者仰卧或坐位，术者右手拇指与其余 4 指相对分置于膝外、内侧，先用拇指自外向内弹拨捏提膝外侧肌筋数次，再用其余 4 指由内向外弹拨膝内侧肌筋数次，最后术者将右手置于膝后，弹拨腘后肌筋数次。每日 1 次，每次 30 ~ 60 分钟，10 次为 1 个疗程。

c. 捏推髌骨法

操作：患者取坐位，术者双手拇、示指相对捏握髌骨，先横向推运，再纵向推运，最后环转推运髌骨，反复数次。每日 1 次，每次 20 ~ 30 分钟，10 次为 1 个疗程。

d. 牵引法

操作：患者俯卧，患肢套上踝套，牵引装置的滑轮架安放在床头侧，行屈膝牵引，床头侧摇高，以体重对抗牵引力量。牵引时医者扶按患膝紧贴床面固定，随屈膝度增大，小腿前侧垫枕，以稳定牵引。牵引重量为 10 ~ 15kg，牵引时间为 20 ~ 30 分钟。每日 1 次，15 次为 1 个疗程。

e. 点按法

操作：先用拇指、示指或中指分别卡握在髌股关节内外侧间隙处，两力相挤持续 1 ~ 2 分钟，然后点按内外膝眼、髌骨下极、鹤顶穴、血海、梁丘及风市穴，对痛点明显者可持续点按 2 分钟。每次 20 ~ 30 分钟，每月 2 次，20 次为 1 个疗程。

f. 屈伸法

操作：病人仰卧位，术者一手握住患侧大腿下端向下按压，另一手握住足踝部向上提拉，使膝关节过伸，到最大限度时停留数秒或同时轻微震颤数次，放松后再重复 1 ~ 2 次；患者俯卧位，术者一手放在大腿后侧，另一手握患踝部尽量屈膝关节到最大限度时停留数秒，放松后再重复 1 ~ 2 次。行上述手法每周 2 ~ 3 次，每次 10 ~ 15 分钟，10 次为 1 个疗程，疗程间隔 7 天。

g. 松筋解凝法

操作：患者仰卧于诊断床上，先行拿揉、滚等手法放松患肢肌肉，一助手握患者股骨下端。术者握患足进行对抗牵引，然后在持续牵引下进行患膝屈、伸、内旋、外旋活动，并重复 1 ~ 2 次，最后以拿揉及叩拍法放松患肢，结束手法治疗。隔日 1 次，10 次为 1 个疗程。

3. 功能锻炼

在膝关节骨性关节炎的急性发作期，关节有红肿热痛时应尽量避免站立、行走，多卧床休息，可以做股四头肌锻炼（等长收缩锻炼），或被动活动。

膝关节骨性关节炎的急性发作期过后，鼓励病人逐步做膝关节的主动练功，应注意练功必须循序渐进，开始时先练习行走，逐步增加到上下楼梯，做坐位或卧位蹬腿动作，每天 3 次，次数逐渐增多，还可以做太极拳、骑自行车、游泳锻炼等。练功时以关节不感到疲劳和持续性疼痛为标准，过度锻炼是不适宜的。

4. 针灸疗法

（1）毫针法

处方：膝眼、梁丘、膝阳关、阳陵泉、足三里、阿是穴。

操作：局部皮肤常规消毒，针刺。得气后，施行提插捻转强刺激；操作后留针 15 ~ 20 分钟，每日或隔日 1 次，10 次为 1 个疗程。

（2）灸法

处方：足三里、膝眼、阴陵泉、阿是穴。

操作：在患肢找准上述诸穴，将点燃的艾条对准穴位，距离为 2 ~ 5cm，进行回旋灸或雀啄灸，以患者能忍受，局部皮肤潮红为度。每次 15 ~ 20 分钟，每日 1 次，10 次为 1 个疗程。

（3）耳针法

处方：交感、膝、神门、阿是穴。

操作：在耳郭上找准以上诸穴，严格消毒耳郭，快速捻入进针，得气后，行捻转强刺激，留针 10 ~ 15 分钟，每日或隔日 1 次，10 次为 1 疗程。

（4）耳压法

处方：神门、膝、踝、交感、阿是穴。

操作：在耳郭上选准上述诸穴。用莱菔子或王不留行子按压穴位，每穴按压 2 ~ 5 分钟，然后用胶布固定于穴区，每周贴压 2 次，10 次为 1 个疗程。

（5）穴位注射疗法

处方：膝眼、阳陵泉、足三里、梁丘、阿是穴。

操作：将患肢上述诸穴严格消毒，采用当归或威灵仙注射液，进行穴位注射，针刺得气回抽无血后，推注药液，每穴 0.5 ~ 1mL，隔日 1 次，10 次为 1 个疗程。

（6）温针法

处方：阳陵泉、阴陵泉、梁丘、阿是穴。

操作：局部皮肤常规消毒后，用 30 号 2 寸毫针，阳陵泉直刺 1.2 寸，阴陵泉直对阳陵泉 1.5 寸，梁丘直刺 1.2 寸，阿是穴直刺 1 ~ 1.2 寸，施以平补平泻手法，得气后在针柄上插艾条段温灸，留针 20 ~ 30 分钟。隔日 1 次，10 次为 1 个疗程。

（五）难点与对策

1. 如何预防本病的发生和复发

膝关节骨性关节炎的发病机制尚不明确，目前尚未找到有效的方法。中医的整体观对指导本病的治疗和预防有重要意义，中医学认为"肝主筋""肾主骨"，肝肾精气不足，不能滋养筋骨，是膝关节骨性关节炎发病的内在因素，而劳损和外伤、感受风寒湿邪是本病的外因。预防膝关节骨性关节炎，一方面要防止膝关节外伤，避免过度负荷，包括肥胖者减肥、日常生活注意保护关节，避免感受风寒湿之邪，又要进行经常性的合理的体育锻炼，保持全身气血流畅、筋骨强健的状态；另一方面，人到中年之后，"天癸"渐衰，肝肾精气不足，需服补益肝肾的药物，如六味地黄丸之类，常吃补益肝肾的药膳，如枸杞子、胡桃肉炖兔肉等，并注意调摄，做到饮食有节、起居有常，避免房事过度等，防止房劳酒湿损害肝肾精气，以上综合性的措施，对预防膝关节骨性关节炎的发生有显著效果。

2. 如何治疗重度膝关节骨性关节炎

老年人的膝关节骨性关节炎，尤其妇女绝经期之后，经常发生关节红肿热痛、行走困难，西医的保守疗法采用减少活动、服用消炎止痛药物、激素局部封闭、理疗等措施，效果并不十分满意。中医认为"膝痹"是本虚标实之证，治疗采用"急则治其标，缓则治其本"的原则，可取得满意的效果。当老年人膝关节骨性关节炎急性发作时，其"标"是风寒湿热痰瘀交阻，其本是肝肾亏损，气血不足，治标当祛风湿、清热、祛瘀、通经止痛，常用药物包括制川乌、桑枝、豨莶草、牛膝、黄柏、苍术、赤芍、防己、土鳖虫、全蝎、五灵脂、牛大力、徐长卿等，外用如意金黄散（或四黄散），水蜜调敷，每天 2～3 次，或用大黄、桂枝、两面针、当归、生草乌、鸡骨香煎水熏洗患部。暂时膝关节制动。膝关节骨性关节炎急性期过后，则应着重治"本"，根据八纲辨证，调理体质，以巩固疗效，一般多用滋补肝肾、舒筋活络法或用温肾壮阳、温经通络法，同时嘱患者逐步增加膝关节的运动量。

晚期的膝关节骨性关节炎，保守方法疗效差，病情反复发作，严重影响日常生活，需手术治疗，最终术式是人工全膝关节置换术。

二、验案精选

案一：张某，男，42 岁。2017 年 7 月 9 日初诊。

3 年前无明显诱因下出现双膝关节发冷，怕风怕冷，无疼痛麻木，行走活动可。近 2 个月膝关节发冷较前明显加重，酸痛不适，上下楼梯时为甚，行走平路尚可。胃纳一般，时有反酸，胃痛，二便可。查体：双膝无红肿，髌周轻压痛，膝眼处压痛（－），股四头肌内侧头萎缩，浮髌试验（－），髌骨研磨试验（－），抽屉试验（－），半月板挤压试验（＋）。舌淡，苔白，脉沉。影像学：CT 提示双膝关节退行性变。处方：

熟附子（先煎）20g　　肉　桂（焗服）5g　　黄　芪 30g

淫羊藿 30g　　　　　　巴戟天 15g　　　　　肉苁蓉 20g

当　归 15g　　　　　白　芍 15g　　　　大　枣 15g

杜　仲 20g　　　　　骨碎补 15g

春砂仁（后下）101g

14 剂，水煎内服

按：本例膝痹，双膝关节发冷，怕风怕冷，舌淡，苔白，脉沉，属脾肾阳虚之证，经络不通则痛，治以温阳通络，长期调理方可起效。

案二：徐某，女，63 岁。2017 年 6 月 30 日初诊。

左膝关节疼痛活动受限 3 年。上下楼梯、下蹲时疼痛明显，久站久行后疼痛加重。查体：左膝关节稍肿胀，局部皮肤无发红，髌周压痛（＋），膝眼处压痛（＋），浮髌试验（－），髌骨研磨试验（－），抽屉试验（－），半月板挤压试验（＋）。舌红，苔少，脉弦细。影像学：MR 提示双膝关节退行性变。处方：

熟地黄 20g　　　　山萸肉 20g　　　　何首乌 30g

牡丹皮 10g　　　　盐杜仲 20g　　　　巴戟天 15g

肉苁蓉 25g　　　　乌梢蛇 20g　　　　茯　苓 20g

泽　泻 15g　　　　山　药 15g　　　　菟丝子 30g

枸杞子 15g

10 剂，水煎内服

按：本例膝关节疼痛，活动受限明显，舌红，苔少，脉弦细，属肝肾阴虚之证，治以补益肝肾为主。

案三：刘某，女，51 岁。2017 年 6 月 23 日初诊。

诉 2 年前绝经后出现双膝关节疼痛，反复发作。胃纳可，二便可。查体：双膝无红肿，髌周、膝眼处压痛。舌胖，嫩红，苔白，脉沉细。影像学：X 线片提示双膝关节退行性变。处方：

熟地黄 20g	山萸肉 20g	牡丹皮 15g
盐杜仲 20g	骨碎补 15g	巴戟天 15g
枸杞子 15g	淫羊藿 30g	乌梢蛇 15g
山　药 15g	肉苁蓉 20g	茯　苓 15g
泽　泻 10g	牛　膝 15g	麦　冬 15g
天　冬 20g		

7 剂，水煎内服

按：本例舌胖，嫩红，苔白，脉沉细，属肾阴虚证，方药与上例相似，加麦冬、天冬等增强滋阴之效。

第六节　骨质疏松及脊柱压缩性骨折

一、诊治精要

骨质疏松症（osteoporosis，op）是一种以骨量低下，骨微结构破坏，导致骨脆性增加，易发生骨折为特征的全身性骨病（世界卫生组织，WHO）。2001 年美国国立卫生研究院（NIH）提出骨质疏松症是以骨强度下降、骨折风险性增加为特征的骨骼系统疾病，骨强度反映骨骼的两个主要方面，即骨矿密度和骨质量。

流行病学研究认为，原发性骨质疏松症作为一种退化性疾病，会随着年龄的增长，而导致患病风险的增加。近几十年来，人类的平均寿命随着经济发展和科学技术的提高得到一定的延长，老龄化社会也随之到来，骨质疏松症已经成为人类重点关注的健康问题之一。据统计，骨质疏松症目前已经成为发病率排名第六位的常见疾病，仅在欧洲、美国和日本，骨质疏松症患者就有超过 7500 万，而作为全球最大经济体及发达国家的美国，其每年因原发性骨质疏松症而发生骨折的人数居然达到了 150 万。

目前，我国 60 岁以上老龄人口约有 1.73 亿，且呈逐年上升之势，已经成为世界上老年人口绝对数量最多的国家。据资料显示，目前我国 60 岁以上的妇女原发性骨质疏松症患病率为 60%～70%，而老年男性原发性骨质疏松症患病率为 25%～30%。2003～2006 年的一次全国性大规模流行病学调查显示，50 岁以上人群以椎体和股骨颈骨密度值为基础的骨质疏松症总患病率女性为 20.7%，男性为 14.4%。由此可见，60 岁以上的老年人群中，原发性骨质疏松症的患病率较高，在性别上以老年女性患者尤为突出。根据人口普查结果，我国预计到 2050 年将步入老龄高峰期，60 岁以上老年人口占我国总人口的 27%，即将达到 4 亿，按照患病率估算，骨质疏松症患者可能达到 1.3 亿。由此可见，在未来的可预见区间内，寻找能良好解决原发性骨质疏松症的诊治方案成为必然需求。

根据2013年中国社会科学院发布的《中国老龄事业发展报告（2013）》蓝皮书，我国是世界上老年人口绝对数量最多的国家。老龄化社会骨质疏松患者明显增加，患者表现为骨痛、驼背，严重者出现脆性骨折，引起严重的疼痛和功能障碍，危及生命。脆性骨折的常见部位是脊椎、髋部和前臂远端。女性一生发生骨质疏松性骨折的危险性（40%）高于乳腺癌、子宫内膜癌和卵巢癌的总和，男性一生发生骨质疏松性骨折的危险性（13%）高于前列腺癌。骨质疏松性骨折的危害很大，导致病残率和死亡率的增加。如发生髋部骨折后1年之内，死于各种并发症者达20%，而存活者中约50%致残，生活不能自理，生命质量明显下降。而且骨质疏松症及骨质疏松性骨折的治疗和护理，需要投入巨大的人力和物力，费用高昂，易造成沉重的家庭、社会和经济负担。

（一）中医病因病机

中医藏象理论认为，"肾藏精"（《灵枢·本神》），主生长、发育、生殖。"肾主骨生髓，精生髓，髓居其中，髓养骨，骨生髓，聚髓为脑"（《素问·阴阳应象大论》）。因此，骨的生长发育与修复，有赖于骨髓充盈及其所提供的营养。"肾生骨髓"（《素问·阴阳应象大论》），肾精气充足，则骨髓充盈，骨骼生化有源，坚固充实，强健有力。若肾气不足，肾精必虚，髓不充，骨失养，脆弱无力，发为骨痿。《素问·上古天真论》则将齿、骨的生长状况作为观察肾精盛衰的标志。肾为先天之本，主骨生髓，肾精的盛衰决定骨的生长、发育、强劲、衰弱的过程，肾精充足，则骨髓化生有源，骨骼得以滋养而强健有力，若患者年迈，天癸已竭，或因他病日久，房劳过度，禀赋不足，肾精亏虚无以养骨，骨枯髓减，经脉失荣，气血失和则致腰脊酸痛乏力。脾为后天之本，主四肢百骸，先天之精有赖于后天之脾胃运化水谷精微的不断充养，若饮食失调，饥饱无常，或久病卧床，四肢少动，脾气受损，运化无力，气血乏源无以化精生髓，髓枯骨痿，经脉失和而发本病，甚者可致畸形和骨折。

"骨痿"，病变在骨，其本在肾。《素问·痿论》云："肾主身之骨髓……肾气热，则腰脊不举，骨枯而髓减，发为骨痿。"本病的发生发展与"肾气"密切相关，《素问·六节藏象论》曰："肾者，主蛰，封藏之本，精之处也，其华在发，其充在骨。"《素问·逆调论》曰："肾不生，则髓不能满。"可归纳为以下几方面：

1. 先天不足

肾为先天之本，主骨生髓，肾精的盛衰决定骨的生长、发育、强劲、衰弱的过程，肾精充足，则骨髓化生有源，骨骼得以滋养而强健有力，若患者年迈，天癸已竭，或因他病日久，房劳过度，禀赋不足，肾精亏虚无以养骨，骨枯髓减，经脉失荣，气血失和则致腰脊酸痛乏力。

2. 脾肾亏虚

脾为后天之本，主四肢百骸，先天之精有赖于后天之脾胃运化水谷精微的不断充养，若饮食失调，饥饱无常，或久病卧床，四肢少动，脾气受损，运化无力，气血乏源无以化精生髓，髓枯骨痿，经脉失和而发本病，甚者可致畸形和骨折。

3. 正虚邪侵

正虚而卫外不固，外邪乘虚而入，痹阻筋络气血，骨失所养，髓虚骨疏，可见不通则痛或不荣则痛。

（二）西医病理机制

骨质疏松症可发生于不同性别和年龄，但多见于绝经后妇女和老年男性、骨质疏松症分为原发性和继发性两大类。原发性骨质疏松症又分为绝经后骨质疏松症（Ⅰ型）、老年骨质疏松症（Ⅱ型）和特发性骨质疏松症（包括青少年型）3类。绝经后骨质疏松症一般发生在妇女绝经后 5 ~ 10 年内；老年骨质疏松症一般指老年人 70 岁后发生的骨质疏松。而特发性骨质疏松主要发生在青少年，病因尚不明。继发性骨质疏松症指由任何影响骨代谢的疾病导致的骨质疏松。如内分泌代谢疾病：甲状旁腺功能亢进症、库欣综合征和性腺功能减退等；结缔组织疾病：系统性红斑狼疮、类风湿性关节炎与皮肌炎等；多种慢性肾脏疾病导致的骨营养不良；胃肠疾病和营养不良疾病以及血液系统疾病等；长期使用下列药物：糖皮质激素、免疫抑制剂、肝素、抗癌药、含铝抗酸剂与甲状腺激素等。

骨质疏松的危险因素：

（1）不可控因素：人种（白种人和黄种人患骨质疏松症的危险高于黑人）、老龄、女性绝经、母系家族史。

（2）可控因素：低体重、性腺功能低下、吸烟、过度饮酒、饮过多咖啡、体力活动缺乏、制动、饮食营养失衡、蛋白质摄入过多或不足、高钠饮食、钙和/或维生素 D 缺乏（光照少或摄入少）、有影响骨代谢的疾病和应用影响骨代谢药物。

（三）诊断要点

临床上诊断骨质疏松症的完整内容应包括两方面：确定骨质疏松和排除其他影响骨代谢的疾病。用于诊断骨质疏松症的通用指标是：发生了脆性骨折及/或骨密度低下。目前尚缺乏直接测定骨强度的临床手段，因此，骨密度或骨矿含量测定是骨质疏松症临床诊断以及评估疾病程度的客观的量化指标。

1. 脆性骨折

指非外伤或轻微外伤导致的骨折，这是骨强度下降的明确体现，故也是骨质疏松症的最终结果及并发症。发生了脆性骨折，临床上即可诊断骨质疏松症。

2. 诊断标准（基于骨密度测定）

骨质疏松性骨折的发生与骨强度下降有关，而骨强度是由骨密度和骨质量所决定。若骨密度低且同时伴有其他危险因素，会增加骨折的危险性。因目前尚缺乏较为理想的骨强度直接测量或评估方法，临床上采用骨密度（BMD）测量作为诊断骨质疏松、预测骨质疏松性骨折风险、监测自然病程以及评价药物干预疗效的最佳定量指标。

基于骨密度测定的诊断标准，建议参照世界卫生组织（WHO）推荐的诊断标准。双能量骨密度测量法（简称DXA），也是世界卫生组织（WHO）统一推荐的金标准。它运用 T 值来说明骨质疏松程度。T-Score（T 值）表示：T 值 ＝（测定值 – 骨峰值）/ 正常成人骨密度标准差。详见表3-1。

表 3-1　骨质疏松的诊断标准

诊　断	T 值
正常	T 值 ≥ –1.0
骨量低下	–2.5 < T 值 < –1.0
骨质疏松	T 值 ≤ –2.5

T 值用于表示绝经后妇女和大于 50 岁男性的骨密度水平。对于儿童、绝经前妇女以及小于 50 岁的男性，其骨密度水平建议用 Z 值表示：Z 值 ＝（测定值 – 同龄人骨密度均值）/ 同龄人骨密度标准差。

（四）中医治疗概要

骨质疏松症危害老年人群的健康和生活质量，患病人群广泛且早期症状隐蔽。一旦发生骨质疏松性骨折，生活质量下降，出现各种并发症，可致残或致死，因此骨质疏松症的预防比治疗更为现实和重要。中华医学会骨质疏松和骨矿盐疾病分会制定的 2011 版《原发性骨质疏松症诊治指南》指出，骨质疏松症初级预防是指尚无骨质疏松但具有骨质疏松症危险因素者，应防止或延缓其发展为骨质疏松症并避免发生第一次骨折；骨质疏松症的二级预防指已有骨质疏松症，T 值≤ –2.5 或已发生过脆性骨折，其预防和治疗的最终目的是避免发生骨折或再次骨折。根据中医药"治未病"的指导原则，结合我们多年的骨质疏松及其骨折的社区防治经验以及临床实践，我们提出了骨质疏松的三级预防策略，即：一级预防，"未病先防"，通过调摄精神、调节情志、调节饮食，配合合理的运动锻炼、有规律的起居生活，注意合理用药以及中医药养生保健，积极防治骨质疏松及其骨折的发生。二级预防，有病早治、既病防变：通过调查和骨密度筛查，早发现、早诊断、早治疗，加强对骨质疏松症易患人群的监护和健康指导，通过药物与非药物手段，缓解骨痛，增进健康，延缓衰老，提高生活质量。三级预防，综合防治，重点是防治骨折：积极预防并治疗骨质疏松症，预防骨质疏松骨折的再次发生，消除引起骨折的非骨骼因素。骨质疏松症的预防和治疗策略较完整的内容包括积极采用中医辨证论治用药、针灸、推拿、中药外敷等中医特色治疗，同时结合西医基础措施、药物干预及康复治疗等措施，才能取得较好的防治效果。

1. 单纯骨质疏松症的治疗

（1）中医辨证施治

临床上骨质疏松症常见证型为肾阳虚损、肝肾阴虚、脾肾阳虚、气滞血瘀，治疗原则以补肾健脾、行气活血为常用大法。

①肾阳虚损

【证候特点】腰脊、膝关节等处冷痛，伸屈不利，形寒肢冷，肢体痿软，头目眩晕，精神倦怠，溲频清长，或小便不利，大便溏泻，舌淡胖苔薄，脉沉细无力。

【治法】温肾壮阳，强筋健骨。

【代表方剂】右归丸。

【基本处方】熟地黄 20g，山茱萸 15g，山药 15g，枸杞子 10g，菟丝子 10g，炮附子 10g，杜仲 15g，肉桂（焗服）3g，鹿角胶（烊化）15g。每日 1 剂，水煎服。

【加减法】阳衰甚者可加巴戟天 15g，淫羊藿 15g 补肾壮阳；大便溏泄者减熟地黄、当归等滋润滑腻之品，加党参 20g，白术 15g，薏苡仁 20g，以益气健脾、渗湿止泄；五更泄泻者，可合用四神丸（补骨脂、肉豆蔻、吴茱萸、五味子、生姜、大枣）6g 以温脾暖肾、固肠止泄；小便不利，加车前子 10g，茯苓 15g，泽泻 15g 以渗湿利尿。

②肝肾阴虚

【证候特点】腰脊酸痛，缠绵不已，动作迟缓，足痿无力，头目眩晕，耳鸣耳聋，失眠多梦，发脱齿摇，健忘恍惚，潮热盗汗，五心烦热，咽干颧红，溲少便干，形体消瘦，舌红少津，脉细数。

【治法】滋补肝肾，填精壮骨。

【代表方剂】六味地黄汤加减。

【基本处方】熟地黄 25g，山茱萸 15g，山药 15g，茯苓 15g，牡丹皮 15g，泽泻 15g，骨碎补 15g，续断 15g，菟丝子 15g，牛膝 10g，枸杞子 10g，淫羊藿 10g。每日 1 剂，水煎服。

【加减法】虚火较甚，潮热、口干、咽痛、脉数者，加知母 15g，黄柏 15g，地骨皮 10g 滋阴泻火；眩晕、耳鸣可加牡蛎（先煎）30g，磁石（先煎）30g 重镇潜阳；失眠者合用朱砂安神丸（黄连、朱砂、生地黄、归身、炙甘草）6g 降火安神；大便干结，加生地黄 15g，火麻仁 10g，当归 10g 滋阴润肠通便。

③脾肾阳虚

【证候特点】患处疼痛，神疲体倦，四肢乏力，形体羸弱，面色无华，头晕目眩，腰膝疼痛，遇寒加剧，畏寒肢冷，纳谷不佳，腹胀便溏，小便清长，舌淡苔白，脉沉细无力。

【治法】补益脾肾，强筋壮骨。

【代表方剂】金匮肾气丸加减。

【基本处方】山药25g，茯苓15g，白术15g，熟地黄25g，山茱萸15g，菟丝子15g，怀牛膝15g，枸杞子15g，淫羊藿10g，杜仲10g，补骨脂10g。每日1剂，水煎服。

【加减法】胃脘胀满，加陈皮6g，砂仁（后下）6g理气和胃；食积停滞，加神曲10g，麦芽10g，山楂10g，鸡内金10g消食健胃；血虚甚者，加制首乌15g，鸡血藤10g补益精血。

④气滞血瘀

【证候特点】周身骨节疼痛，日轻夜重，身倦乏力，面色晦黯，舌淡暗或有瘀斑、瘀点，脉沉细而涩。

【治法】活血祛瘀，理气止痛。

【代表方剂】身痛逐瘀汤。

【基本处方】秦艽10g，川芎10g，桃仁15g，牛膝15g，红花10g，五灵脂15g，当归15g，羌活10g，香附10g，没药10g，地龙10g，炙甘草6g。每日1剂，水煎服。

【加减法】骨节痛以上肢为主，加用白芷15g，桑枝15g，姜黄15g，威灵仙15g祛风止痛；下肢为甚，加独活15g，防己15g，萆薢15g祛湿通络；腰脊关节痛为甚者，加用杜仲15g，桑寄生15g，续断15g，淫羊藿15g温补肾气；周身骨节痛加蜈蚣2条通络止痛。

（2）外治法

①针灸

a. 针刺。取穴肾俞、太溪、志室、委中、腰阳关、足三里、内关。针法：针肾俞、太溪施以补法，调益肾气；补志室以填补真阴；平补平泻委中、腰阳关以宣散足太阴经及督脉之寒湿，通达经络；内关、足三里调补五脏六腑之阴阳，使阴平阳秘。

b. 艾灸。取穴脾俞、肾俞、命门、大椎；中脘、气海、天枢、足三里。每穴灸 5 ~ 8 分钟；亦可辅以针刺，针刺施以补法，留针 20 ~ 30 分钟。每日或间日 1 次，两组交替应用。

c. 耳针。取内分泌、肾上腺、心、肝、肾、肺、脾、大肠、三焦等穴位交替用王不留行子压穴。长期治疗才能收到良好效果。

d. 水针。取肾俞、足三里、关元俞、三阴交。每次用 1 组，交替应用。应用黄芪注射液，每次每穴 1mL，每次注射 2 穴，左右共 4 穴。隔日治疗 1 次，3 个月为 1 个疗程，休息 15 天后，继续第 2 个疗程。

e. 热敏灸治疗。寻找热敏点进行热敏灸，隔日 1 次，3 次/周；热敏灸治疗原发性骨质疏松症，可有效缓解腰背疼痛等临床症状，对骨密度有升高作用，同时能明显提高患者的生存质量。

②按摩：对于骨质疏松骨折导致的腰背部酸胀疼痛或

者痉挛性疼痛者，可采用手法治疗，能有效地缓解疼痛。主要手法：滚、揉、推、按、摩、点、擦。具体操作：患者取俯卧位，先用滚法放松腰部紧张痉挛的肌肉；然后用揉法，揉中带推，使患者的身体随着手法而有节奏地左右旋转滚动，以松解轻微错位，调节腰背肌平衡；再以从小到中的力量（2～5kg），用按法从上至下按压脊椎数次，重点按压棘突，使一些退变失稳的椎体得到整复；最后用点法点按膀胱经的常用穴位，如肝俞、脾俞、肾俞、委中及昆仑等。手法要求轻柔，从轻到重，用力均匀，禁止使用暴力，应根据患者的年龄、体型及X线检查骨质疏松的程度来决定是否行手法治疗及采用手法的力量。

对于骨质疏松引起的夜间静息痛还可采用穴位按摩保健等，如取穴合谷、内关、足三里、三阴交、涌泉等，可缓解骨质疏松症引起的疼痛，长期应用可收到较好的保健抗衰老效果。

③中药热敷：防风、威灵仙、川乌、草乌、透骨草、续断、狗脊各100g，红花60g，三棱60g，干姜60g，川椒60g。共为细末，每次50～100g，醋调糊状后装纱布袋中，将布袋放于局部疼痛处（防止烫伤），每次30分钟，1日2次。适用于各型骨质疏松症。

2. 骨质疏松骨折的治疗

（1）治疗原则：骨质疏松性骨折患者，在中医辨证施治的基础上，应遵循骨折治疗的处理原则。整复、固定、功能锻炼和抗骨质疏松治疗是治疗骨质疏松性骨折的基本原则。理想的骨折治疗是将四者有机地结合起来，要注意贯彻"固定与运动相结合，骨与软组织并重，局部与整体兼顾，医疗措施与患者的主观能动性密切配合"四条原则。不加重局部损伤而将骨折整复，骨折固定应尽可能不妨碍肢体活动。早期功能锻炼以及配合用药，使骨折愈合和功能恢复达到比较理想的结果。

（2）骨折的整复和固定：骨折的整复和固定有两种方法，即手术和非手术治疗，应根据骨折的具体部位、损伤程度和病人的全身状况决定。骨折整复和固定的目的是为骨折愈合提供有利条件。无论选择哪种治疗方法，都应以不影响骨折愈合为前提。对老年人骨折的整复和固定，应以治疗方法简便、安全有效为原则。应选择创伤小、关节功能影响小、尽早恢复伤前生活质量的方法，在具体方法上不应强求骨折的解剖复位，而应着重于功能恢复和组织修复，降低死亡率，减少并发症及致残率。

由于老年人骨折的自身修复能力降低，并存疾病较多，手术耐受性差，增加了手术治疗的风险，但老年骨折患者长期卧床和关节制动，势必影响关节功能恢复和导致其他全身性并发症，重者可导致死亡。因此，对老年骨质疏松性骨折的患者必须正确、全面评估其全身与局部状况，权衡手术与非手术治疗的利弊，做出合理选择。

（3）并发症的防治：除防治骨折局部并发症外，对高龄骨质疏松性骨折患者还需积极防治下肢深静脉血栓形成（DVT）、脂肪栓塞综合征、坠积性肺炎、泌尿系感染和压疮等并发症。

在外科治疗的同时，积极治疗骨质疏松症、改善骨质量、减少再次骨折的发生是非常必要的。

（4）功能锻炼：骨质疏松骨折的功能锻炼要注意医疗措施与患者的主观能动性密切配合的原则，一定要适度，不能操之过急，要循序渐进。注意协调、均匀、平衡、多面。对于瘀血肿胀、关节僵硬的肢体，还可采用推拿按摩等法，起到屈伸关节、舒筋活络，尽早恢复肢体功能的作用。

二、验案精选

案一：卢某，女，51 岁。2018 年 1 月 17 日初诊。

跌倒致腰背痛 1 天，无明显下肢痹痛，起坐疼痛明显加重，行走困难。二便可。查体：腰 1 棘突上压痛明显，局部叩痛明显，病理征（－），四肢腱反射存在，四肢肌张力、肌力、感觉未见异常。舌红，苔薄白，脉弦。影像学：X 线片提示腰 1 压缩性骨折。处方：

生地黄 20g	盐牛膝 15g	三七片 15g
青　皮 10g	泽　泻 15g	制何首乌 30g
续　断 15g	当　归 10g	白　芍 15g
骨碎补 15g	茯　苓 15g	川　芎 5g

牡丹皮 10g

15 剂，水煎内服

二诊（2018 年 1 月 31 日）：诉腰背痛较前减轻，无明显下肢痹痛，起坐疼痛仍重，佩戴腰围可缓慢行走。二便可。查体：腰 1 棘突上压痛明显，局部叩痛明显，病理征（－），四肢腱反射存在，四肢肌张力、肌力、感觉未见异常。舌红，苔薄白，脉弦。处方：

生地黄 20g	盐牛膝 15g	三七片 15g
知　母 10g	赤　芍 20g	制何首乌 30g
续　断 15g	当　归 10g	白　芍 20g
骨碎补 15g	茯　苓 15g	菟丝子 30g
牡丹皮 10g		

10 剂，水煎内服

按：跌仆损伤，筋伤骨折，必有瘀血积聚，络脉受阻，治以活血化瘀、通络止痛，如三七、赤芍、牛膝、当归之类，阴虚体质者可加生地、丹皮、首乌之类调理。

案二：张某，女，59 岁。2018 年 8 月 22 日初诊。

腰背痛 1 年，偶有左下肢痹痛，活动后加重。肩部酸痛。夜间常有小腿抽筋现象。小便可，大便 2～3 天一解，便硬。查体：腰背局部压痛，无叩痛，病理征（－），四肢腱反射消失，四肢肌张力、肌力、感觉未见异常。舌暗红，苔微黄，脉弦微数。骨密度检查：根据 WHO 关于骨质疏松的评判标准，提示骨质疏松。股骨结构分析显示左股骨颈屈曲应力强度下降。处方：

黄 芩 15g	枸杞子 10g	柴 胡 10g
赤 芍 20g	桃 仁 15g	川红花 5g
大 黄 10g	甘 草 10g	厚 朴 15g
栀 子 10g		

2 剂，水煎内服

二诊（2018 年 8 月 25 日）：腰背痛较前缓解，仍偶有左下肢痹痛。肩部酸痛。夜间仍有小腿抽筋现象。小便可，服药后大便日解 1 ~ 2 次，便较前通畅。

查体：腰背局部压痛，无叩痛，病理征（−），四肢腱反射消失，四肢肌张力、肌力、感觉未见异常。舌红，苔少，脉弦细数。处方：

熟地黄 15g	山茱萸 15g	山药 15g
茯 苓 15g	桃 仁 10g	川红花 5g
牡丹皮 15g	骨碎补 15g	生地黄 15g
火麻仁 10g	当 归 10g	牛 膝 10g
栀子 10g		

7 剂，水煎内服

按：骨质疏松症源于肝肾精气亏虚，筋骨失养，一般治则以补益肝肾为主。此例患者舌脉呈热象，便硬难解，则应先治其标，以清热活血通便为主。后期再予调补肝肾。

第四章　手术疗法和实验研究

第一节　手术疗法

一、颈椎病的现代手术治疗

（一）原则

（1）颈椎手术比较复杂，有一定风险，因此手术指征应从严掌握。

（2）颈椎病手术是以减压与重建稳定性为目的，为受压迫的神经根或脊髓提供恢复的空间。

（3）在选择手术治疗时应考虑患者的职业、年龄、患者机体状况对手术的耐受性，以及患者对手术治疗的态度。

（4）颈椎病的病理机制及临床表现比较复杂，应根据不同的病情选择适当的手术方式。

（二）手术指征

1. 颈型的手术指征

原则上不需要手术。长期非手术治疗无效且严重影响正常生活或工作的个别病例，可以考虑手术治疗。

2. 神经根型的手术指征

（1）经正规而系统的非手术治疗 3 ~ 6 个月以上无效，或非手术治疗虽然有效但反复发作且症状较严重，影响正常生活或工作者。

（2）由于神经根病损导致所支配的肌肉进行性萎缩者。

（3）有明显的神经根刺激症状，急性的剧烈疼痛，严重影响睡眠与正常生活者。

3. 脊髓型的手术指征

已确立诊断的脊髓型颈椎病患者，如无手术禁忌证，原则上应采取手术治疗。然而对于椎管较宽而症状较轻者，可先采取适宜的非手术治疗，并定期随诊，无效或逐渐加重者则行手术治疗。

4. 椎动脉型的手术指征

已经椎动脉造影确定为椎动脉型颈椎病患者，首先需经严格规范的非手术治疗；病情严重，有猝倒症状，多次反复发作，经非手术治疗无效者。

（三）经典手术方法

1. 前路手术

手术的目的是解除来自脊髓和脊神经根的前方或（和）侧前方的压迫，以及重建椎间的稳定性。一般单节段或双节段的来自前方的压迫，如椎间盘突出、椎体间后缘骨赘形成对脊髓的刺激和压迫，钩椎关节增生对神经根的压迫，孤立型后纵韧带骨化者，多采用前路手术。不适用于发育性椎管狭窄患者。颈前路手术主要分两种，一种是颈前路椎间盘切除减压融合术（ACDF），一种是颈前路椎体次全切除减压融合术（ACCF）。

2. 后路手术

手术的目的是扩大椎管，解除后方对脊髓的压迫。适用于有发育性（继发性）椎管狭窄，黄韧带骨化或 3 个节段以上颈椎间盘突出引起脊髓前方压迫的颈椎病，对脊髓型颈椎病患者前路手术 3 个月后，症状无减轻者，也可考虑后路减压术。主要的术式为椎板切除或开门减压术。

3. 前后路联合手术

对于前后路均有明显的脊髓压迫患者，也可先做后路手术，3 个月后如神经功能恢复不理想，再做前路手术。患者对手术耐受性较好者，根据术者经验，一期同次麻醉下后路、前路联合手术，可以达到理想的减压效果，可提高疗效和缩短疗程。

（四）现代技术进展

内镜技术作为微创领域最重要的一种技术在脊柱外科的应用已有 30 多年，与内镜技术在腰椎应用的成熟度及疗效肯定度和接受度相比，颈椎内镜技术的应用及其价值还存在着很多争议。但随着技术的成熟和器械工具的迭代更新，颈椎内镜手术的临床应用逐渐增加。

颈椎内镜手术迄今为止已有 30 年历史。1989 年，Tajima 首次报道了经皮颈椎间盘切除术；1993 年，Gastambide 报道了在影像引导下的椎间盘中央部分切除术；1996 年，HD Jho 首次进行了颈椎前路经椎间孔髓核摘除术，将致压物从前路直接切除，并获得了很好的疗效。

相比颈椎前路内镜手术，颈椎后路内镜手术的发展更快，更有针对性。由于小切口和专业化设备的发展应用，颈后路内镜很好地避免了传统颈后路开放手术所带来的医源性肌肉损伤、疼痛和恢复时间较长等问题，颈椎后路内镜技术对神经根型颈椎病的手术治疗迄今也有近 20 年的发展，通过带有白平衡作用的 0°或 20°角的玻璃内镜镜头，经钥匙孔手术入路，手术医生可在高分辨率屏幕上观察手术的每一个细节，完成颈椎间孔成形减压和椎间盘摘除手术，以及用以治疗椎管狭窄的椎板切除术。

颈椎后路内镜手术也是通过经皮的后路手术方式，采用全麻俯卧位，在 C 型臂透视引导下，以小关节内侧缘连线和目标椎间隙交点为指向，置入工作套管和内镜，在镜下用球形钻石磨头将关节突关节内侧 3mm 左右的上位椎板下缘和下位椎板上缘磨薄后用枪状咬骨钳咬除，逐渐向外侧扩大至关节突关节内侧缘，咬除范围在关节突关节的内 1/3 以内。其减压形状类似钥匙孔，故而也称钥匙孔减压或手术。减压完成后，相当于去除了神经根孔的后壁。探查钥匙孔下方的神经根和神经根前方或腋下的突出间盘。松解神经根、使用神经钩或神经剥离子探查神经根的腋部、肩部和前方，去除突出的椎间盘，达到神经根的彻底松解。

颈椎后路内镜手术的适应证主要为神经根型颈椎病，外侧椎间盘突出，伴椎间孔狭窄的退行性变，有神经根症状，MRI 或 CT 证实影像表现和解剖学上神经根分布相一致，保守治疗无效。其次为短节段的脊髓压迫可行双侧后路内镜下椎板切除术。

二、腰椎间盘突出症的现代手术治疗

（一）手术原则及适应证

症状重，影响生活和工作，经非手术疗法治疗无效；或症状严重，不能接受牵引、按摩等非手术疗法治疗者。有广泛肌肉瘫痪、感觉减退以及马尾神经损害者（如鞍区感觉减退及大小便功能障碍等），有完全或部分截瘫者。这类患者多属中央型突出，或系纤维环破裂髓核碎块脱入椎管，形成对神经根及马尾神经广泛压迫，应尽早手术。伴有严重间歇性跛行者，多同时有椎管狭窄症，或 X 线平片及 CT 图像显示椎管狭窄者，非手术疗法不能奏效，均宜及早手术治疗。对反复发作和中青年患者，为使其尽快恢复劳动能力，可适当放宽手术指征。对老年及体弱患者手术适应证应从严掌握。

第四章　手术疗法和实验研究

（二）经典手术方法

1. 单开窗髓核摘除术

单开窗髓核摘除术是治疗腰椎间盘突出症常见的手术方法，其优点是：对脊柱骨质破坏较少；对脊柱稳定性影响不大，有利手术后功能恢复。近年来随着微创技术及内镜技术的发展，传统的单开窗髓核摘除术应用逐年减少。

2. 传统内镜技术

椎间盘镜下腰椎间盘髓核摘除术：椎间盘镜下腰椎间盘突出症髓核摘除术（MED）是一种全新的骨外科手术治疗方法，此手术是在后路直径 1.6cm 的工作通道内直接导入内镜及手术器械，在黄韧带及上下椎板间隙直接开窗摘除椎间盘，直接解除对神经根和硬膜囊的压迫，该技术的本质和后路开放手术基本相同，它结合了开放手术及微创手术的优势，能够彻底切除致病椎间盘，摘除突出椎间盘的髓核组织，清除受压神经根的致压物、扩大神经根管，具有出血少、损伤少、腰椎稳定性好、术后恢复快等优点。成为目前腰椎间盘突出症的有效治疗方法之一。

（三）现代技术进展

内镜下经椎间孔入路腰椎间盘突髓核摘除术（percutaneous endoscopic lumbar discectomy，PELD）、内镜下经椎板间隙入路腰椎间盘突髓核摘除术（percutaneous endoscopic interlaminar discectomy，PEID）作为一种脊柱微创技术，具有安全、创伤小、出血少、视野清晰、操作干扰少、并发症少等优点，治疗腰椎间盘突出症安全可靠。随着 PELD 手术器械的快速发展，技术水平的提高，PELD 下椎间盘摘除术将成为腰椎间盘突出症治疗的核心技术，适应证也增加至游离型椎间盘突出、椎体后缘离断症、胸腰椎管狭窄症。我们认为，PELD 技术体现了微创的理念，损伤较小，适应范围较广，能够治疗各种类型腰椎间盘突出，并对增生骨质进行处理，且能行翻修手术，包括传统手术后复发、椎间盘镜术后复发等，PELD 还可以施行内镜辅助下的腰椎融合术。手术入路有侧路、侧后路，入路角度有水平、外斜等，术式有 YESS 技术和 TESSYS 技术等，可以同时多节段不同术式相结合。经椎间孔到达椎管内髓核突出位置，保留椎板和黄韧带的完整性，维持腰椎稳定性，镜下能够清晰地观察到髓核突出物、硬膜囊、骨质增生和受压的神经，钳取髓核突出物，磨除增生骨质，并行椎间盘内射频消融、镜下止血以及修补纤维环破口。PEID 手术入路解剖为脊柱外科医生熟悉，具有术中透视少，不受高髂嵴、椎间孔周界、背根神经节及出行神经根限制等优点，在 L5/S1 椎间盘突出症，或高度游离椎间盘突出症中选用 PEID 入路优势更为突出。随着新技术、新材料、新设备的陆续出现，PELD 及 PEID 用于腰椎间盘突出症的疗效还会得到进一步提升，从而推动椎间孔镜技术不断发展。

此外，手术机器人已在世界各地多中心得到应用。在微创手术中，手术机器人可以实现对仪器的精准控制，比传统手术更加精确，更加微创，有望最大限度地减轻手术给患者带来的痛苦。2018年6月，手术机器人正式引入广东省中医院，为患者提供更精准、更微创、更安全的手术。

三、腰椎管狭窄症的现代手术治疗

（一）手术原则及适应证

手术治疗目前主要用于严重椎管狭窄患者，临床症状严重经过保守治疗无效，或伴发马尾神经症状的患者。

手术适应证：①经规范保守治疗无效；②自觉症状明显并持续加重，影响工作和生活，症状与影像学诊断相符合；③中重度的神经压迫症状，无或伴有轻度腰背痛；④影响功能的腿痛；⑤明显的神经根痛和大部分或进行性神经功能缺失；⑥出现马尾神经损害症状；⑦进行性的滑脱、侧凸伴相应的临床症状和体征。以上几条适应证需要综合考虑，没有绝对，出现明确马尾神经症状者则需要优先考虑手术。手术目的主要是减压，必要时同时行内固定融合术。复杂的腰椎管狭窄症，除有腰椎管狭窄症状之外，尚伴有腰椎退变性侧弯、椎间不稳定、退变性滑脱、椎间孔狭窄等，比较复杂，需要综合对症处理。

（二）经典手术方法

1. 腰椎后路单纯减压手术

单纯全椎板切除因减压充分、治疗效果好，是目前治疗腰椎管狭窄症的常用术式。但术中需行后纵韧带复合体及全椎板切除，严重影响脊柱稳定性，远期可能出现椎管狭窄、脊柱滑脱等并发症，目前临床已经比较少用。扩大开窗或半椎板切除在保持脊柱稳定性的基础上行神经减压手术，克服了全椎板切除后期脊柱不稳的缺点；与全椎板切除减压术比较，创伤较小、手术时间短、出血量少，且保留了竖脊肌、棘突、棘间和棘上韧带，并对这些脊柱后部结构元素进行解剖重建，术后可维持腰椎稳定。但半椎板切除可能会因为小关节进一步退变及难以彻底减压使远期疗效不满意，所以针对老年患者、责任节段明确的，应当尽可能地采取创伤小、并发症少的单纯神经减压以最大化地提高患者的生活质量，减少手术时间、手术出血量以及术后并发症的发生。目前临床上常用的是使用通道、MED 下或内镜下行神经减压。

2. 腰椎减压融合内固定术

目前，临床上常用的腰椎融合术包括腰椎后路椎间融合术（PLIF）、经椎间孔入路腰椎融合术（TLIF 或 MIS–TLIF）、侧前方入路 / 腰大肌入路椎间融合术（OLIF/ATP）、前路腰椎椎间融合术（ALIF）、外侧腰椎椎间融合术（LLIF）。

第四章　手术疗法和实验研究

（1）PLIF：PLIF 是腰椎融合术中一种传统的手术方式，被视为临床治疗腰椎管狭窄症的"经典"，能明显缓解症状，促进神经功能恢复。该术式要求患者取俯卧位，行后路腰部正中切口并切开脊旁肌肉。PLIF 适用于椎管狭窄需减压融合的患者，节段性不稳、复发性椎间盘突出、假关节形成等是 PLIF 的适应证。禁忌证则为硬膜外广泛瘢痕形成、蛛网膜下腔炎症和活动性感染。PLIF 为一种传统手术方式，经验及技术操作均较成熟；在不损伤神经根的前提下可为减压提供足够大的操作空间及术野，充分减压后行椎间植骨融合能维持椎间足够的高度；此外，通过一个后路切口，基本可以实现 360°融合。但长节段的 PLIF 常导致脊旁肌肉的损伤较大，可能延迟患者恢复，远期则可能出现顽固性腰背痛。

（2）TLIF：TLIF 手术目前是腰椎退变性疾病特别是腰椎管狭窄症保守治疗失败者常用的手术方式。与 PLIF 比较，TLIF 治疗腰椎管狭窄症手术时间短、手术失血量少、住院费用低、住院时间短，严重的手术并发症相对少。TLIF 同样要求患者全麻状态下取俯卧位，通过正中或采用微创 Wiltse 入路到达脊柱后缘，切除责任节段下关节突和部分上关节突，即可完成减压固定以及椎间盘的切除融合。因 TLIF 术中只需要打开一侧椎间孔，由于利用孔区解剖特点的关系，可减少神经根、硬脊膜及黄韧带等重要结构损伤的风险。TLIF 亦可通过微创通道技术（MIS-TLIF）完成减压、固定以及融合。相较于传统的 PLIF，TLIF 则保留了后方韧带复合体以及一侧的椎板、小关节，故有助于保持及恢复脊柱的生物力学关系。其缺点亦与传统 PLIF 相似，如脊旁肌肉的医源性损伤、对于一些疑难病例处理空间有限、术中操作困难等。目前大多采用改良 TLIF 入路，也称 PTLIF，即除咬除下关节突及部分上关节突外，还咬除一侧椎板，甚至棘突根部，完成一侧入路双侧减压。

（3）ALIF：ALIF 能彻底暴露椎间盘的腹侧面，行减压及置入融合器。手术需要患者取仰卧位，可采用正中、旁正中和微型横切口（L5/S1）的腹膜后入路。ALIF 适应于 L4/L5、L5/S1 节段的椎管狭窄，L2/L3、L3/L4 则因为需要广泛的腹膜切除及肾脏的解剖毗邻而应用受限。ALIF 适用于椎间盘退变，椎间盘源性疾病和后路融合失败者，椎间盘源性下腰痛是 ALIF 的最佳适应证。禁忌证则包括腹部手术史粘连严重或血管解剖变异、严重的周围血管疾病、暴露的一侧孤立肾、脊柱感染和退行性腰椎滑脱超过 II°并没有联合后路融合者。L5/S1 滑脱并峡部裂被认为是 ALIF 的相对禁忌证，其行 ALIF 时必须联合后路椎弓根内固定系统。ALIF 可彻底切除椎间盘并处理终板，相较于 PLIF 以及 TLIF，更能有效地恢复腰椎的前凸力线和高度，提高后期融合率。ALIF 造成的软组织损伤和术后疼痛均较后路手术减少。但 ALIF 不能对椎管后方的增生组织进行处理，故来自后方的骨性或黄韧带增生引起的椎管狭窄不适用于该手术。由于 ALIF 并不是骨科医生熟悉的入路，同时存在一定的严重并发症风险，且由于后路、侧方融合技术的进展，临床开展逐渐减少。

（三）现代技术进展

目前临床用于治疗腰椎管狭窄症的内镜下微创技术有后路椎间盘镜（MED）、经皮椎间孔镜（PELD）和经皮椎板间（PEID）技术。MED下手术视野有限，对椎管狭窄减压的范围有限，且对增生的骨性组织处理较为困难。腰椎管狭窄症曾一度被列为MED手术的禁忌证。但随着手术器械和操作技术水平的提高、理论研究的深入及手术技术和器械的改良，轻度至中度甚至2个节段的椎管狭窄均为MED的手术适应证。腰椎内镜分为经皮椎间孔镜（PELD）、经皮椎板间镜（PEID）。经皮椎间孔镜（PELD）治疗腰椎管狭窄症效果肯定，但亦存在术中减压不彻底、神经损害等问题，故术前应严格掌握手术适应证、术中辨清解剖结构、彻底止血、动作准确轻柔。PELD的适应证包括椎间孔区狭窄、侧方椎管狭窄、黄韧带肥厚等引起的腰椎管狭窄。经皮椎板间镜（PEID）包括目前开始使用的内镜大通道主要适用于中央管轻中度狭窄病例，包括侧方神经内口侧隐窝狭窄，术中操作需要一定的镜下技巧，适合内镜技术成熟的术者开展，远期效果还需要进一步文献支持。腰椎内镜的禁忌证包括严重腰椎管狭窄、合并不稳滑脱、术前椎间隙高度丢失过多、椎管内存在严重的组织粘连、穿刺处存在感染病灶以及有出血倾向者等。但是随着技术发展，适应证、禁忌证也是相对的。

四、腰椎滑脱的现代手术治疗

（一）手术原则与适应证

1. 手术原则

腰椎峡部裂引起的腰椎滑脱，其病理改变是不可逆的，产生疼痛后，经过非手术治疗，部分患者可以缓解，但多数患者只是暂时缓解，随着时间的推移，滑脱可能加重，伴随椎管和神经根出口的狭窄也渐加重，有时引起持续性的神经牵拉和压迫，症状不能解除，需用手术的方法来解决。手术原则是减压、复位、融合和稳定脊柱。

2. 手术适应证

（1）Ⅱ度以下滑脱，伴有顽固性腰背痛，或原有症状加剧，经保守不能缓解。

（2）下肢出现神经损害症状或马尾综合征。

（3）病程长，进行性滑脱者。

（4）滑脱大于50%未骨性融合，伴有活动后明显腰腿痛。

（二）经典手术方法

1. 神经减压术

减压是缓解重度腰椎滑脱患者症状的有效手段，所采取的主要方法有全椎板或半椎板切除、节段性开窗等，而减压范围包括椎间盘、黄韧带、侧隐窝和增生的关节突。

2. 脊柱融合术

坚强的生物性融合是获得长期稳定性的重要保障，脊柱融合方法按植骨部位的不同可分为椎间融合、后外侧融合和椎体环周融合等，按使用器械与否可分为器械固定融合和非器械固定融合，而按手术入路的不同可将椎间融合分为前路、后路和经侧方或椎间孔微创融合。

3. 脊柱内固定术

目前多采用椎弓根钉内固定方式。

4. 峡部关节处直接修复术

峡部修复术方式较多，现常用术式包括 Buck 法、改良 Scott 法、椎弓根钉 – 椎板钩法等，受患者解剖变异的影响，各有其适用范围，目前临床应用该类方法修复峡部的样本量较少，融合率尚有待考证。

（三）现代技术进展

微创技术是腰椎滑脱手术治疗的主要发展方向。单一的微创术式往往只能用于 Meyerding 分度为 Ⅱ 度以内的滑脱。对于多节段、严重椎管狭窄及 Ⅱ 度以上腰椎滑脱患者，微创手术存在较大的技术难度和风险，因此，单节段的不稳和滑脱，更能体现微创手术的价值。对于多节段的滑脱或不稳，由于微创手术操作烦琐，耗时较长，并不能很好地体现其意义。因此，微创手术治疗腰椎滑脱症的禁忌证除了有腰椎感染、创伤、肿瘤、强脊、结核、老年体弱者及合并其他疾病不能耐受手术者外，重度滑脱、脊柱前移，以及多节段的不稳、滑脱，也不宜选用。微创脊柱手术的目的在于减小创伤，并且获得和传统开放手术相当或更好的疗效，同时不增加手术并发症发生概率。目前，用于治疗腰椎滑脱症的微创手术方式主要有微创前路腰椎间融合术、微创后路腰椎间融合术（MPLIF）、微创经椎间孔腰椎间融合术（MIS-TLIF）、极外侧椎间融合术（XLIF，又称直接侧方椎间融合术，DLIF）以及斜外侧椎间融合术（OLIF）等。

1. 微创前路腰椎间融合术

微创前路手术的主要优势在于不仅具有前路手术的优点，同时又不会像前路开放手术那样创伤大、出血多，从而有利于患者术后康复，降低并发症发生概率。微创前路腰椎融合术有诸多优点，但因手术器械要求高，操作较复杂，需较长的学习曲线来积累手术经验。微创前路融合术用于治疗腰椎滑脱症常需配合后路手术减压复位及固定，术中需改变体位，过程较为复杂且耗时，且存在着损伤腹腔血管神经、损伤输尿管、逆行射精、腹膜粘连等术后并发症，这在一定程度上阻碍了该技术应用于腰椎滑脱症的治疗。但微创前路融合术为治疗腰椎滑脱症提供了新的思路和方法，特别是对于重度滑脱需行前后路联合手术的患者，该技术有独特的优势。

2. 微创后路腰椎间融合术（MPLIF）

MPLIF 是通过管状牵开器建立通道，结合小切口或经皮螺钉内固定，在显微镜下进行减压植骨融合的技术。临床报道，MPLIF 在患者出血量、输血量、术后疼痛、恢复时间和住院时间等方面均少于开放 PLIF。

3. 微创经椎间孔腰椎间融合术（MIS–TLIF）

MIS–TLIF 多采取多裂肌及最长肌间隙入路，避免了广泛剥离椎旁肌，降低椎旁肌失神经萎缩，有利于减轻术后早期疼痛和减少住院时间。其用于治疗腰椎滑脱症，能有效地对神经根及硬膜囊进行减压，并在通道下进行融合；结合经皮椎弓根内固定技术，能有效地固定并复位，不失为治疗腰椎滑脱症较好的手术方式。但正因 MIS–TLIF 在微创通道下操作，术野相对狭小，对手术工具要求较高，有一定的学习曲线，增加了手术的难度和并发症风险。由于腰椎滑脱、椎间隙变窄，在进行减压、处理椎间隙及植入 Cage 及复位的过程中，有一定的损伤神经根及硬膜囊的风险，尤其是对于翻修手术。

4. 极外侧椎间融合术（XLIF/DLIF）与斜外侧椎间融合术（OLIF）

两种融合方式都是通过椎间隙撑开以达到间接减压目的，由于都具有损伤腰骶神经丛的可能性，通常术中都需要进行肌电图监测。XLIF 是从侧方经腰大肌显露腰椎并植入椎间融合器的小切口技术，并称其为极外侧椎间融合术。该技术用于治疗腰椎不稳及滑脱的优点在于不经过腹腔，不需牵拉大血管，避免了腹腔脏器的粘连，可避免前路手术的相关缺点，同时保留了前后纵韧带及腰椎后柱结构的完整，且可为融合提供较大的面积，有利于椎间融合及降低融合器沉降的发生率。但同微创前路手术一样，XLIF 无法直接对神经根和椎管减压，还需配合后路经皮内固定来维持其稳定性，并会带来潜在的腰骶丛神经、输尿管等损伤可能性。OLIF 利用腹膜后腹主动脉和腰大肌前缘之间的自然间隙，与 XLIF／DLIF 比较，能更好地保护腰大肌和腰丛神经，有效降低了术后屈髋无力、疼痛、大腿感觉异常等问题，成为近年来脊柱外科的热点术式。OLIF 手术可用于 L2～L5 各椎间隙的融合，其适应证广泛，包括退行性腰椎滑脱、椎间盘源性腰痛、腰椎管狭窄症、腰椎节段不稳定、腰椎术后邻椎病、退行性腰椎侧弯、腰椎术后翻修、椎间隙感染等。对于腰椎滑脱患者，绝大多数 OLIF 仍需借助经皮椎弓根螺钉技术来维持固定，以减少继发性椎间隙塌陷带来的翻修可能。

五、膝关节骨性关节炎的现代手术治疗

（一）关节镜清理手术

1. 手术适应证

症状明显、时间短、保守治疗不佳者，或明确有膝关

节游离体。临床表现和 X 线片明确诊断为骨性关节炎，如关节间隙狭窄不明显、关节力线排列基本正常、中度症状骨关节炎。

2. 手术方法

涵盖了关节内冲洗、半月板成形、纤维化软骨清理、关节修整或打磨、部分滑膜切除、游离体摘除、滑膜皱襞成形、外侧支持带松解等术式。

（二）自体骨软骨移植术

1. 手术适应证

有症状的位于股骨关节面的全层软骨损伤，患者年龄介于 15 ～ 55 岁，软骨损伤为 outbridge 分级 Ⅱ ～ Ⅳ级，有学者建议病损范围 < 2cm²。如病损 ≥ 2cm² 者，可以使用保存软骨活性的异体骨软骨移植。

2. 手术方法

（1）术前准备，完善膝关节 MRI 检查，确认病灶位置大小，确认手术适应证。

（2）髌内缘弧形切口，屈曲暴露膝关节病灶，圆头磨钻打磨病灶，小环钻取出病灶骨质至软骨下骨 15 ～ 25mm。

（3）小环钻取非负重区软骨带软骨下骨相应长度的骨柱，植入软骨缺损区。

（4）术后可马上进行全范围关节活动，需 2 ～ 3 周免负重，随后 2 周部分负重，重量为 30 ～ 40kg。

（三）胫骨高位截骨术

1. 手术适应证

年龄＜55岁，体型无肥胖，要求活动量大；术前活动度：屈曲达到90°，屈曲挛缩＜15°，内翻＜10°；单间室关节炎，膝关节稳定性好。

2. 手术方法

（1）外侧闭合胫骨高位截骨术（CWO）：取膝外侧纵行切口，切口位于腓骨小头与胫骨结节之中线，打开近端胫腓关节，近端截骨于关节面下2cm，平行于关节面进行，保留内侧部分骨皮质；远端斜行截骨按术前设计角度进行，外翻折顶，以Giebel槽式钢板固定。

（2）内侧撑开胫骨高位截骨术（OWO）：取膝内侧纵行切口，在X线透视下以修整的自体髂骨植骨，楔形骨块外缘高度5～13mm，另取部分碎骨植入截骨间隙以MAY解剖钢板固定。术前设计截骨角度以患膝术后胫骨股骨角达到外翻90°。

（四）全膝关节置换术

1. 手术适应证

老年人有膝关节疼痛、功能障碍，有或无膝关节畸形，严重影响工作、生活，保守治疗无效。

2. 手术方法

（1）恰当地暴露关节。

（2）假体大小应尽量符合原来的解剖直径，保证假体精确对位对线。

（3）保证软组织平衡。

（4）伸直间隙、屈膝间隙相等。

（5）胫骨平台后倾 0 ~ 10°。

（6）股骨 6°外翻截骨，垂直胫骨干截骨，胫骨平台中立位，平行踝关节运动轴；股骨假体适当外旋。

（7）保持髌骨运动轨迹良好，无拇指试验阴性。

（8）采用现代骨水泥，保证假体与骨之间稳妥的水泥界面。

（9）采用鸡尾酒混合镇痛液关节腔周围浸润注射。

（10）术后多模式镇痛，保证患者早日功能锻炼。

（五）膝关节单髁置换术（牛津单髁）

1. 手术适应证

单间室的骨关节炎或骨坏死；放射学检查提示对侧间室可以保留且髌股关节未受累或只是轻度退变。术前至少有 90°的活动度，屈曲挛缩 < 5°，内翻畸形 < 10°，外翻畸形 < 15°；患者休息时疼痛轻微。对于年龄较大，身体一般状况不良，不愿意行全膝置换时也可行单髁置换术。

2. 手术方法

（1）屈膝位，取膝关节正中纵切口，髌骨内侧入路，暴露关节腔，检查前后交叉韧带是否完整，髌股关节面及内外侧间室关节面病变程度。

（2）如前后交叉韧带不完整，髌股关节及外侧间室病变严重，可以考虑术中改为全膝置换。

（3）将内侧股骨髁、髁间窝和胫骨平台增生的骨赘切除，将内侧半月板切除。

（4）定位器定位后行股骨和胫骨截骨，术中保持力线0度，或轻度内翻，截骨过程中避免损伤侧副韧带和交叉韧带。

（5）进行试模测试，胫骨试模应能覆盖周围皮质骨。

（6）试模调试达到软组织平衡后，植入假体并骨水泥固定。

（7）术区脉冲冲洗，留置负压引流管后，逐层依次缝合伤口。

六、骨质疏松性脊柱骨折的现代手术治疗

脊柱是骨质疏松性骨折中最为常见的部位，其中85％有疼痛等症状，而15％可无症状。脊柱骨折损伤很轻或无明显外伤病史，容易误诊为腰椎退行性变、腰扭伤或者腰肌劳损，甚至造成漏诊。由于胸腰段脊柱活动度大，又是脊柱应力集中的部位，此部位的骨折约占整个脊柱骨折的90％。

骨质疏松性脊柱骨折的手术方法应根据病情合理选择。如有脊髓、神经根压迫和严重压缩性骨折时，可考虑手术减压，并依据骨质量酌情选用内固定术。但由于骨质疏松，内

固定物易松动，容易产生并发症。在治疗骨折的同时，应积极治疗骨质疏松症。针对骨质疏松导致内固定的松动现象，可采用骨水泥加强技术，即在椎弓根钉固定的同时，椎体内灌注骨水泥或者经过空心的椎弓根钉向椎体内灌注骨水泥以增加固定的稳定性。

脊柱微创技术——经皮椎体成形术（vertebral plasty）和后凸成形术（kyphoplasty），适用于新鲜的、不伴有脊髓或神经根症状、疼痛严重的椎体压缩性骨折。可达到减轻疼痛、稳定脊椎和早期活动的目的。应严格选择适应证和考虑手术的风险性，注意操作技术的规范化，防止并发症。

第二节　实验研究

广东省中医院邓晋丰教授及其弟子们长期致力于骨伤科的临床实践与实验研究，邓教授认为"肾主骨"，肾精的盛衰与骨骼及其周围组织的生长代谢有密切关系，因此对脊柱与关节退变疾病提出了"补肾活血"的治则，并总结出系列经验方药，如补肾活血方、脊椎治疗方等，均在脊髓型颈椎病以及急慢性脊髓损伤治疗上有很好的临床疗效。除此以外，邓教授及其弟子们致力于将中医方药结合西医学，从分子生物学的角度探讨中医药治疗脊柱与关节退变疾病的机制，尤其在脊髓损伤上拥有大量实验研究成果，使中医药治疗脊柱与关节退变疾病的疗效不断提高。现就邓晋丰教授及其弟子们对于脊柱与关节退变疾病的研究，总结报告如下。

一、活血化瘀中药对脊髓损伤后血管内皮素变化影响的研究

大多数脊髓损伤（SCI）的原发损伤并未破坏脊髓组织的完整性，为可逆性损伤。但由于脊髓的血流量少，缺少侧支循环，缺氧耐受性差，一旦发生损伤，其血管直接受损或受刺激广泛痉挛，脊髓的血流动力学、生物化学、物质代谢均发生变化并互相影响，形成恶性循环，病理上表现为微循环障碍、出血、水肿、坏死与液化，此一迟发性损伤称为继发性损伤。继发性损伤往往使可逆转的脊髓原发损伤发展为不可逆损伤，发生永久性截瘫。SCI 后血流量的改变是引起脊髓坏死与神经功能丧失的重要原因。

中医学认为，急性脊髓损伤是外力损伤督脉，致使气乱血逆，瘀阻经络，气血不能温煦濡养肢体所致。督脉贯脊，入络于脑而督诸阳。故督脉受损导致肾脏受损，致肾不能司二阴而见大小便功能障碍。不能总督诸阳而致脉络瘀阻，经脉不通出现肢体麻木，感觉、运动功能障碍。治疗上宜早期使用活血化瘀的中药，以疏通督脉、通经活络，促进神经功能恢复。药理研究已证实大黄、三七、红花、桃仁、赤芍等活血化瘀中药能改善心脏本身的机能代谢，增加心输出量，扩张血管，减轻血液凝、黏、聚状态，有利于增

加局部组织微循环的血液灌注及侧支循环建立；防风有解热镇痛、抗炎、抗病原微生物作用；枳实能增加心输出量，利尿、消除神经水肿。

内皮素（endothelin，ET）是迄今为止所发现的最强的内源性缩血管肽类，主要包括 ET-1、ET-2、ET-3 和血管肠收缩肽（VIC），其中 ET-1 是目前已知缩血管因子中唯一强有力的缩微血管因子，对微循环血流的调节起着重要作用。近年来研究证明，ET 不仅可以作为血管内皮细胞所释放的一种激素调节心血管的活动，亦可广泛分布于神经系统，作为一种神经递质，参与中枢神经系统的调节。目前已知 ET 在中枢神经系统中的作用主要有：①血管调节作用；②神经调节作用。ET 参与神经调节机制目前尚未阐明，已基本证实 ET 作为一种神经因子参与神经调节和神经信息传递。此外，脊髓受到机械因素的压迫导致局部组织缺血缺氧，刺激血管内皮细胞，通过旁分泌方式释放 ET，促使脊髓局部血管痉挛，从而加重了局部脊髓缺血、缺氧，引起组织水肿，导致脊髓受压更为严重；如此循环往复，恶性循环，最终导致局部神经元萎缩、脱失，神经纤维脱髓鞘改变，脊髓变性，导致肢体运动功能障碍。可见，ET 作为人体内最强烈的缩血管物质，在脊髓损害过程中具有很大影响。

陈博来通过大鼠脊髓损伤（SCI）模型，观察活血化瘀中药对大鼠脊髓损伤后血管内皮素（ET）。其研究将 69 只大鼠随机分为 4 组。空白组（5 只）：仅行椎板切除术，不损伤脊髓；损伤对照组（21 只）：Allen's 重物打击法（WD 法）损伤脊髓，脊髓损伤后不用药；中药组（22 只）：脊髓损伤后大鼠麻醉苏醒，立刻胃内灌药 1 次；激素组（21 只）：脊髓损伤后腹腔注射甲基强的松龙。观察不同时点 ET 的动态变化及大鼠的脊髓功能指数。结果显示：术后 6 小时，损伤对照组与空白组的脊髓组织 ET 含量差异有显著性意义（$P<0.05$）；术后 7 天、14 天，中药组、激素组与损伤对照组比较，差异均有非常显著性意义（$P<0.01$）。脊髓神经功能情况比较：术后 7 天、14 天，中药组、激素组损伤对照组比较，差异均有显著性意义（$P<0.05$）。陈博来认为，活血化瘀中药可使 SCI 后病变脊髓部位的微循环血流量增加，毛细血管开放数目增多，改善局部缺血缺氧状态，降低血 ET 值，从而减轻脊髓的继发性损害。而其中抗炎、抗应激、增强免疫功能等作用，则可抑制脊髓局部的炎性改变，减轻水肿，改善脊髓的病理变化，促进脊髓损伤后神经功能的恢复。

王羽丰等在 44 只大白兔脊髓型颈椎病模型上观察补肾活血方药治疗对血清内皮素的影响。其将模型随机分为中药组及空白对照组，于造模前、后及用药 4 周、8 周各点检测 ET 值。结果显示：中药组及对照组用药 4 周后 ET 值有差别（$P<0.05$）；用药 8 周后差别显著（$P<0.01$）；中药组 ET 值低于对照组。故经过喂饲中药后，随着脊髓病变程度的减轻，其血 ET 值也逐渐下降，故 ET 水平值有可能反映了

CSM 病变的程度（成正比关系）。该研究表明，中药能降低 ET 值，减轻脊髓病变程度，现代药理学研究证实，本方中丹参可使血液流态改善，微循环血流量增加，毛细血管网开放数目增多，有利于增加局部组织微循环的血液灌注及侧支循环建立；熟附子则有增加冠脉流量，扩张血管及抗凝、抗血栓作用；巴戟天及仙茅两者皆能抗炎、抗应激，增强免疫功能。因此通过服用补肾活血中药（肾骨安），可使病变脊髓部位的微循环血流量增加，毛细血管开放数目增多，改善局部缺血缺氧状态，降低血 ET 值，从而阻断了脊髓缺血缺氧→水肿→加重压迫→脊髓缺血缺氧的恶性循环。而其中抗炎、抗应激、增强免疫功能等作用，则可抑制脊髓局部的炎性改变，减轻水肿，减轻脊髓的受压状况，而改善脊髓的病理变化。

王慧敏等通过取 41 只 SD 大鼠，随机分为空白组、损伤组、中药组三组，采用改良的 Allen's 重物打击法造模，致伤能量为 50 达因。动态观察大鼠脊髓神经功能恢复及组织中 ET 的含量变化情况。实验发现，中药组大鼠造模后脊髓组织中 ET 含量在术后 24 小时较空白组明显升高，虽在术后 6 小时与损伤组相比差异不大，但在术后 24 小时 ET 的升高程度较损伤组明显减少；而且 ET 的变化趋势与损伤组有明显不同，ET 含量并非一直升高，术后 14 天时已降至空白组水平。提示中药能明显抑制脊髓损伤后组织中 ET 含量的升高，且随着用药时间的延长，其作用逐渐加强。活血化瘀药改善脊髓损伤后缺氧、缺血状态，保护血管内皮细胞免受自由基损害，抑制 ET 的过度释放，阻断异常表达的 ET-1 导致的缩血管作用，改善微循环血流量，避免血管收缩加重而致组织缺血情况恶化引起的"恶性循环"。

二、脊椎治疗方治疗脊髓损伤的研究

脊椎治疗方是邓晋丰弟子王慧敏的经验方药，是针对急性脊髓损伤早期瘀血阻络的病机，结合临床经验和现代药理学知识设计组方，主要由大黄、赤芍、三七、桃仁、枳实、天花粉、红花、防风组成。其中桃仁破瘀润肠、大黄活血通便，二药合用，祛瘀通下之功并重，共为君药。红花活血、赤芍行血利小便、三七化瘀止血，增强活血化瘀之效，均为臣药。"血之与气，相辅而行，血壅滞而成瘀，则气亦必运行不畅，气滞血瘀，往往相互结搏，故化瘀方中多需行气"，故加用枳实；"血瘀之处，必有伏阳"，天花粉既能清热润燥，又能入血分助诸药消瘀散结，与枳实同为佐药。防风引各药直达病所，为使药。全方选药精当，配伍严谨，力有所专，与病机丝丝相扣。王慧敏等对于脊椎治疗方治疗脊髓损伤的疗效和机制做了如下的研究。

（一）脊椎治疗方对急性脊髓损伤后 MDA 与 SOD 变化的影响

MDA 是脂质过氧化的代谢产物。MDA 的高低间接地反映了机体细胞受自由基攻击的严重程度。脊髓损伤后早期即可发生脂质过氧化反应。王慧敏等随机取 5 只大鼠作为空白组，剩余 54 只大鼠在脊髓损伤造模术后随机分为损伤组、激素组、中药组三组，每组动物 18 只。加上空白组共四组。其术后三组 6 小时、24 小时、14 天，MDA 分别上升至空白组的 5.41、6.87、9.04 倍。说明自由基引起的脂质过氧化反应在 SCI 的继发性损伤过程中起着重要作用。而 SOD 是催化 O^{2-} 歧化反应的酶类，具有保护细胞、对抗 O^{2-} 侵害的作用，并有利于 H_2O_2 浓度的调节功能。实验结果显示，SCI 后 6 小时 SOD 含量急剧下降，约为空白组的一半，提示 SCI 后内源性抗氧化活力较正常有所下降。

王慧敏等实验表明，使用了脊椎治疗方的中药组与激素组相比，中药组在术后 6 小时、24 小时对 MDA 变化的影响差异性不大，但在术后 14 天，中药比激素更能降低 MDA 的含量，说明脊椎治疗方比激素更能促进造模大鼠脊髓功能的恢复。而中药治疗后 14 天时 SOD 显著增高，与空白组测得值接近；另外，各时段 SOD 检测值较损伤组与激素组俱有显著增高。提示：一方面，脊椎治疗方可直接抑制 SCI 后脂质过氧化进程，减弱自由基对脊髓组织造成的继发性损害。另一方面，脊椎治疗方可逐渐增强内源性抗氧化剂的活力，加强对自由基的清除作用。脊椎治疗方具有活血化瘀的作用，使血小板的聚集受到抑制，局部血管扩张，因而可阻止脊髓的继发性出血；提高机体耐缺氧的能力；具有抗脂质过氧化及提高 SOD 活性作用，能够保护线粒体膜，改善腺苷酸代谢，使组织的能量代谢维持正常，从而达到减弱自由基对脊髓组织继发性损伤的程度。同时，又是自由基清除剂主要通过对超氧阴离子的清除作用来阻止生物膜的脂质过氧化，从而起到保护生物膜的作用。

（二）脊椎治疗方对脊髓损伤后 NO 的变化影响

目前研究已证实，NO 由一氧化氮合成酶（nitricoxide-synthase，NOS）催化左旋精氨酸（L-Arginine，L-Arg）而合成。急性脊髓损伤过程中，神经元在外力作用下可产生 NOS，并在使用 NOS 竞争性抑制剂，亚硝基左旋精氨酸甲酯（L-NAME）治疗急性脊髓损伤的动物实验中发现，运动神经元的死亡明显减少。提示 NO 参与了急性脊髓损伤后的继发性病理过程。NO 的细胞毒作用可能通过以下几种方式发挥作用：NO 是一高度弥散性的活性自由基，通过与 O^{2-} 结合形成 $OONO^-$，后者也是一种自由基，具有更大的细胞毒性，以提高 NO 对组织的氧化性损伤，发挥其神经毒性作用。另外，$NO/OONO^-$ 可因抑制核苷酸转移酶、诱导凋亡的发生，通过基底脱氨基作用引起 DNA 损伤致使细胞能量底物的匮乏，以及促使线粒体功能丧失，以阻碍细胞能量物质的产生等方式来损害 DNA 的复制。

王慧敏等的实验结果显示，急性脊髓损伤后 6 小时，脊髓组织中 NO 即有显著增高，约为空白组的 2.33 倍；24

小时明显下降，为空白组的 1.47 倍；术后 14 天已恢复至正常水平。提示 NO 可能参与了脊髓继发性损伤的早期病理过程。在使用了脊椎治疗方的中药组。术后 6 小时的 NO 增值幅度较损伤组明显降低，只有对照组的 1.77 倍；术后 24 小时、14 天 NO 的测得值与损伤组差异不大。提示脊椎治疗方在急性脊髓损伤早期（24 小时内）可明显降低组织中 NO 的含量，减轻其神经毒性作用。提示本药具有活血化瘀、泻下泄热、疏通经络的作用，改善脊髓损伤后缺氧、缺血状态，保护血管内皮细胞免受自由基损害，改善微循环血流量，避免血管收缩和血管损伤加重而致组织缺血情况恶化引起的"恶性循环"。

（三）脊椎治疗方对脊髓神经功能恢复的影响

王慧敏等实验以 SD 大鼠为对象，用改良 Allen's 重物打击法造模，以甲基强的松龙（MP）为治疗对照，采用联合行为记分法（combined behavioral score，CBS）。在对 59 只大鼠进行分组并于动物麻醉苏醒后当日、术后 7 天和 14 天，对每一实验动物做神经功能检测，评价各组动物神经功能恢复程度。与损伤组相比，甲基强的松龙与脊椎治疗方在术后 7 天、14 天更能降低对 CBS 评分的影响，两者在术后 7 天，对脊髓神经功能恢复的促进作用无明显差异，但在术后 14 天，脊椎治疗方比激素更能促进造模大鼠脊髓功能的恢复。大剂量甲基强的松龙的有益作用已被证实，它可在某种程度上抑制脂质过氧化，降低脊髓损伤后的组织损害，促进神经功能恢复。但激素治疗也有其局限性。目前研究认为，如果首次剂量低于 30mg/kg 体重或迟于 8 小时给药，则很难得到理想的药物浓度，达不到治疗效果。此外，大剂量激素在保护细胞膜和稳定溶酶体的同时，也降低了机体的防御机能，诱发或加重感染；还有引起应激性溃疡、造成消化道出血或穿孔的可能性，故临床上不能大剂量长时间使用。而中药避免了上述并发症的发生，保证了治疗初期的长期持续用药。不管在临床实践还是在本次实验中都证实了脊椎治疗方对急性脊髓损伤治疗的有效性。

在另一项研究中，王慧敏等随机取 5 只大鼠作为空白组，将 69 只脊髓损伤造模后（改良 Allen's 法）的大鼠随机分为损伤组、激素组和中药组。空白组和损伤组术后不用药，激素组和中药组术后分别给予甲基强的松龙和脊椎治疗方药治疗，于术后 6 小时、24 小时、7 小时、14 小时观察各组大鼠脊髓运动功能恢复及脊髓组织学改变。结果显示，中药组脊髓运动功能评分明显优于激素组。中药组的病变与损伤组相比，有病损缩小、空泡面积减小的表现。

研究认为，脊髓损伤后组织坏死与修复具有不一致性，即破坏与修复过程各有其独立性。尽管组织坏死对修复产生不利影响，但组织坏死过程停止后，并不意味着产生有效的组织修复。王慧敏等实验研究发现，在术后 2 周观察过程中，除了胶质细胞、成纤维细胞的生长外，未见有益的神经元和神经纤维的生长。提示早期治疗的关键在于减轻神经元和传导束的损伤程度、减少其损伤数量。该实验同时也显示，抗炎治疗可减轻进行性坏死，降低继发性损伤程度。术后不久运动功能的提高可能只是反映了残存组织的功能而不是有组织再生。从本实验的病理学研究可知，相比于损伤组，激素组与中药组大鼠脊髓在损伤后炎性细胞浸润的范围较小、程度较轻。提示甲基强的松龙和中药可抑制脊髓损伤后的继发性炎症过程，可能通过抑制内皮细胞释放活性氧基；或抑制中性粒细胞和其他白细胞的继发性分泌，以降低细胞毒性物质的持续释放，减缓进行性坏死的进程。大剂量甲基强的松龙和脊椎治疗方的共同的有益作用在于它们可作为脂质过氧化反应的抑制剂。因此，脊椎治疗方与激素在抑制病变进程、保护神经组织免受损害、促进间质细胞生长上发挥其有益作用。从功能和形态学上证实了脊椎治疗方与激素治疗的有效性。两者在病理学上影响类似。

三、补肾活血方治疗脊髓型颈椎病的研究

脊髓型颈椎病（cervical spondylotic myelopathy，CSM）是 40 岁以上成年人脊髓功能障碍最常见的类型，占颈椎病的 5% ~ 10%，可造成患者生存质量严重下降甚至危及生命，故其研究日益引起国内外重视。对 CSM 的治疗，目前原则上是先进行非手术治疗，无效时则建议手术，但手术后

可恢复到何种程度尚不能预测。对大部分非手术患者，治疗主要以药物为主，西药主要是皮质激素、神经营养因子等，但这些药物疗效不能令人满意，且长期应用，副作用甚大。而中医药治疗 CSM 有其独特优势，疗效满意。

邓晋丰教授多年来从事骨与关节退行性变的中医药防治研究，认为"肾主骨"，肾精的盛衰与骨骼及周围组织的生长代谢有密切关系。虽然 CSM 有其独特的病因病理及症状表现，临床可以分型论治；但 CSM 多见于中老年人，机体的衰老与退变是其主要因素。脊髓型颈椎病辨证为肾虚痹阻的本虚标实之证，肾之精气不足为本虚，颈项强直疼痛，转侧不利，四肢拘急，麻木不用为标实。且本病大多起病缓慢，病情缠绵，根据中医"久病入络"的理论，多数患者兼有瘀阻，故临床 CSM 多属肾虚血瘀型，其中又以肾阳虚型较为常见。治法宜以补肾活血为主。本方由熟附子、巴戟天、仙茅、丹参四味组成。其中熟附子大辛大热，归心脾经，既能补命门之火，又可固腠理、散风寒湿邪，为君药；巴戟天甘温能补，辛温能行，通阳散寒，可祛风湿、强筋骨；仙茅温阳除湿；巴戟天与仙茅合用，能助附子之温壮肾阳之功，使壮阳力峻而专，既可散在表之风寒，又可除在里之痼冷，相须相使，其效益彰，共为臣药；丹参为血分要药，功能补血活血，与壮阳药合用，其性寒可制约辛温之品之热性，活血通脉有助于阳气之疏达贯通，而肾阳能推动经气运行，有助于瘀血的消散，使瘀血通而病自除，为佐药；

熟地黄滋补肾阴，于阴中求阳，既加强补肾的功效，又使全方药性温和，温而不燥，亦为佐药。诸药合用，共奏补肾强筋、活血通络之功。

（一）补肾活血方治疗脊髓型颈椎病的组织病理改变研究

王羽丰等为探讨补肾活血方药治疗脊髓型颈椎病的疗效，将44只大白兔脊髓型颈椎病模型随机分为中药组及空白对照组。分别饲以添加定量的肾骨安胶囊（补肾活血方）的饲料与普通饲料，于造模前、造模后8周、用药后4周、用药后8周各点处死一定数量兔行颈脊髓病理光镜检查及透射电镜观察。

光镜结果显示：正常组灰质神经元较为饱满，呈多角形，且与周围组织结合较为紧密；白质内髓鞘与周围组织结合紧密，无脱髓鞘及虫蚀样空洞形成。造模后，对照组与中药组光镜下切片基本一致，灰质内神经元损害主要在前角，以中度萎缩为主，部分可见胶质细胞增生现象；白质损害主要在前索，组织水肿较为严重，部分有空洞变性。在用药4周后，中药组与对照组光镜下切片与造模组相比变化不大；但在用药8周后，对照组灰质内前角运动神经元严重萎缩，部分神经元几乎萎缩至周围组织呈空洞状；白质内水肿严重，多数出现空洞样变性；中药组则灰质内前角运动神经元萎缩较前大为减轻，又恢复其多角形状及饱满的状态；白质内水肿程度较轻，仅有部分小的空洞变性。

电镜检查结果显示：正常组镜下可见多条脊髓神经纤维的横切面，其中心为轴索（AX），内有少量线粒体（Mi），外包髓鞘（↑），神经纤维外偶见施万细胞（Sch）。局部放大可见髓鞘内同心排列的紧密板层结构所组成（↑），轴索内线粒体双层囊膜与板层排列的嵴均清晰可见（Mi）。造模组可见髓鞘变薄、扩张，周围发生不规则的形变，并与轴索分离，两者间形成较大空白区域。部分髓鞘结构紊乱、松散（↑↑）。用药8周后，中药组可见髓鞘仍有一部分因扩张而呈不规则状，局部仍呈轻度洋葱皮样改变，但髓鞘与轴索分离现象基本消失，髓鞘厚度亦恢复正常。轴索内线粒体双层囊膜与板层排列的嵴亦清晰可见。对照组则可见髓鞘变得极薄，严重扩张，因变形而极不规则，轴索萎缩严重，两者间形成大片空白。髓鞘结构紊乱、松散，洋葱皮样改变显著；轴索内线粒体肿胀明显，其双层囊膜与板层排列的嵴消失，代之以囊泡样改变。

综上所述，光镜检查示用药4周后，对照组镜下病变加重，而中药组镜下病变无明显加重；至8周时，对照组病变严重，而中药组较对照组明显减轻。电镜所示与光镜结果基本相同。证明补肾活血方药能有效改善脊髓血液循环，抑制脊髓局部的炎性改变，减轻水肿，从而减轻脊髓的受压状况，改善脊髓的病理变化。

（二）补肾活血方对脊髓型颈椎病血管内皮生长因子（VEGF）及其 mRNA 表达的影响

葛鸿庆等通过实验观察补肾活血方对脊髓型颈椎病动物模型血管内皮生长因子（VEGF）及其 mRNA 表达的影响，以探索补肾活血方对脊髓型颈椎病的治疗靶点。其采用颈椎前路置入螺钉的脊髓型颈椎病动物造模方法，将造模成功的动物随机分为中药组及对照组，中药组给予含药饲料喂养，对照组给予普通饲料喂养，分别于 15、30 天后分批处死动物，留取病变部位组织做石蜡切片，采用免疫组化法及原位杂交法测定标本中 VEGF 及其 mRNA 表达情况。结果显示：中药组较对照组可增强脊位受压部位 VEGF 及其 mRNA 的表达（$P<0.05$）。此外，从两组标本中免疫组化和原位杂交 VEGF 表达情况上可见，中药组的阳性表达均强于对照组，有显著性差异（$P<0.05$）。

葛鸿庆等认为，脊髓血液循环障碍是引起脊髓型颈椎病的基础，由于颈椎间盘破裂突出或黄韧带增厚或骨质增生，挤压脊髓，释放生化物质，或局部活动时刺激软脊膜上交感神经丛，可使脊髓前动脉或其他小血管痉挛栓塞，脊髓发生缺血而丧失功能。现代药理学研究发现，丹参可使血液流态改善，微循环血流量增加，毛细血管网开放数目增多，有利于增加局部组织微循环的血液灌流及侧支循环建立。熟附子则有增加冠脉流量，扩张血管，及抗凝、抗血栓作用。

巴戟天及仙茅虽无促进微循环、扩张血管等作用，但两者皆能抗炎、抗应激，增强免疫功能；熟地黄能升高白细胞，具有抗炎，调节内分泌、免疫功能及蛋白质代谢等作用。本实验研究显示，补肾活血方与对照组比较，在 VGEF 的表达上存在显著差异，说明补肾活血方可以有效地促进脊髓损伤部位 VGEF 的表达，增加局部新生血管的生成，有利于受损神经组织的再生和保护，从而阻断了脊髓缺血缺氧→水肿→加重压迫→脊髓缺血缺氧的恶性循环，而其中抗炎、抗应激、增强免疫功能等作用，亦可抑制脊髓局部的炎性改变，减轻水肿，减轻脊髓的受压状况，从而改善脊髓型颈椎病的症状。

综上所述，补肾活血方可通过增强受损脊髓组织中 VGEF 的表达，改善血供，减轻炎症反应，保护神经因子，从而达到治疗效果。

四、HuR 诱导 BMSC 成软骨分化及补肾活血中药的影响作用研究

关节软骨损伤是膝骨关节炎的病理基础之一，但由于软骨是一种无血管神经的终末分化组织，软骨细胞增殖能力和再生能力差，导致软骨自身修复能力极弱。而骨髓间充质干细胞（bone marrow mesenchymal stem cell，BMSC）作为一种多能干细胞，具备成软骨细胞的能力，为修复关节软骨损伤带来了一个新的思路。弟子李永津根据邓晋丰教授在骨

性关节炎的中西医认识，做了初步的研究。

关节软骨是骨性关节炎病变时最先和最主要的侵犯部位，软骨基质合成与降解的动态平衡体系失调，向降解方向倾斜则将导致软骨基质破坏，从而发生骨关节炎。关节软骨内存在由软骨细胞介导的内部调控系统，软骨细胞合成的众多生长因子、细胞因子及细胞间的信号转导在时空上形成一个网络调节系统，控制着软骨组织的发生、改建、内环境的稳定及创伤修复的病理生理过程。由于软骨细胞自身修复和再生能力差，组织工程和干细胞移植可能成为促进软骨修复再生的一条新途径。间充质干细胞可诱导产生真正的透明软骨，无自体移植供体位点病变或异体移植免疫排斥的副作用。BMSC 是一种来源广泛的间充质干细胞，具有多向分化的潜能。相关组织工程学研究表明，BMSC 具有分化为软骨细胞从而修复软骨缺损的功能。近年来，BMSC 在诱导分化和修复软骨方面的研究取得较大进展，部分"外源基因"被证实具有诱导 BMSC 修复软骨的潜力。

RNA 结合蛋白是近年来发现的具有多种生物学作用的分子家族，其中 HUR 属于胚胎致死异常视觉家族的 RBPs，又称类胚胎致死性异常视觉基因，在哺乳动物细胞中表达广泛，是迄今为数不多被发现的 mRNA 结合蛋白之一。本研究发现过表达 HuR 有利于 BMSC 成软骨分化，其作用机制可能与介导 IL-1β 有关，IL-1β 通过介导炎症途径参与了多种疾病的发展与转归，也有研究表明 CD14 单核细胞分泌的 IL-1β 可激活 MSC。Aguado 等研究发现 HuR 通过 IL-1β 诱导 COX-2 表达增加，从而影响了 VSMC 迁移和重塑。Winifred 等则通过实验研究发现 TNF-α 和 IL-1β 刺激 MSC，增加了 MCSs 各种生长因子的 mRNA 表达。与此不同的是，本实验并未发现 HuR 可通过 TNF-α 促进 BMSC 的成软骨分化。尽管关节软骨缺乏血供，但 HuR 在机体功能异常状态下能取代 TIS11b，令 VEGF mRNA 更加稳定，引起 VEGF 生产增加，并增加低氧诱导因子 mRNA 的表达，猜测这是 HuR 促进软骨修复的另一作用机制。此外，有研究表明 RNA 结合蛋白 HuR 参与调节 TGF-β、XIAP 基因转录，对修复关节炎有促进作用。Longobardi 等发现 BMSC 可被诱导表达软骨细胞特异性 II 型胶原蛋白和 SOX9，且 TGF-β 和 IGF-1 具有协同促进 BMSC 成软骨能力。Worster 等则研究发现 TGF-β 培养基有助于促进体外 BMSC 表达更多的 II 型胶原 mRNA。因此，HuR 是否通过调节 TNF-β 影响 BMSC 成软骨分化仍需进一步验证。

IAPs 作为一种新型的细胞内凋亡抑制蛋白，在病毒、真核生物乃至哺乳动物体内均广泛存在。尽管与 BCL-2 的机制不同，但 XIAP 是 IAPs 家族中最具有抑制细胞凋亡活性的一员，同时还是 P13-K/Akt 通路的靶分子之一，可直接与 caspase3、7、9 相结合，抑制 caspase 的活性，从而抑制了细胞凋亡的发生。此外，Shoichiro 等也指出 XIAP 下调促进细胞凋亡增加，在抑制 TNF-α 诱导的细胞凋亡中同样是必不可少的。本实验表明 XIAP 在骨关节炎软骨中表达，可能是表明了机体对凋亡的一种调控，通过上调细胞凋亡因子，从而保护软骨细胞免遭凋亡，即软骨细胞凋亡程度与 XIAP 的表达呈负相关。既往研究已证明 XIAP 是软骨寡糖蛋白在软骨细胞上生存作用的主要贡献者，在中度受损的 OA 软骨中，所有的软骨层都有明显增强的 XIAP 的表达；当特异性敲除 ADAM15-XIAP 蛋白表达转染 T/C-28a4 软骨细胞以及原发性骨关节炎软骨细胞时，会增加 Caspase3 活性从而诱导凋亡，阐明了 XIAP 在骨性关节炎软骨抗缺损中的意义。然而 Simons 等指出 IAPs 这类凋亡抑制蛋白只能延迟凋亡的发生，而不能阻断细胞凋亡。研究表明，通过与三种 TGF-β 异构体的接触，XIAP 基因表达和功能得到了积极的正调控，类似于本构性的 XIAP 基因表达依赖于自分泌 TGF-β/Smad 信号通路。

RNA 结合蛋白 HuR 因抗凋亡细胞程序编排而被熟知，可通过 XIAP 的一个内部核糖体进入位点（IRES）刺激 XIAP mRNA 的翻译，不论在体内还是体外 HuR 均可借助 XIAP IRES 的 RNA 序列与其结合，二者密不可分。HuR 在正常和多胺缺乏的细胞中因 XIAP mRNA 不稳定而沉默，从而降低 XIAP 的稳态水平。Durie 等指出通过 HuR 过表达保护细胞凋亡诱导剂依托泊苷需要 XIAP 的存在，表明 HuR 调节的细胞保护作用是通过增强 XIAP 的表达而实现的，且 HuR 正向调节 XIAP IRES 的活性。XIAP 属于 HuR 调节

RNA 操纵子的抗凋亡基因，连同 Bcl-2、Mcl-1 和 ProT α 一起，有助于细胞存活的调节。

补肾活血中药对 BMSC 成软骨分化有积极的促进作用。李楠等研究了补肾中药复方龟鹿二仙胶汤含药血清对 BMSC 成软骨的影响，发现可明显增加兔体外软骨表型化 BMSC 的 Ⅱ 型胶原 mRNA 的表达，并促进 GAG 的分泌。徐凌霄等通过实验研究观察左归饮含药血清在 BMSC 向软骨细胞分化过程中的作用，发现补肾中药能增强蛋白多糖基因和 Ⅱ 型胶原的表达。本研究进一步发现了补肾活血中药含药血清可促进 HuR 上调，从而进一步诱导 BMSC 成软骨分化。

过表达 HuR 有利于 BMSC 分化成软骨，补肾活血中药有助于促进 HuR 诱导 BMSC 成软骨分化，但其作用机制尚不明确，仍需深入分子机制层面探讨。

参考文献

[1] 徐险峰. 论岭南骨伤科的形成与特色 [J]. 广州中医药大学学报, 2014, 31（4）: 658-660.

[2] 萧劲夫. 岭南正骨精要 [M]. 广州: 广东高等教育出版社, 1996.

[3] 宋敏, 谢兴文, 张晓刚, 等. 论中医骨伤科学正骨理筋手法学术流派的传承与发展 [J]. 中国中医骨伤科杂志, 2014, 30（10）: 68-70.

[4] 沈英森. 岭南中医 [M]. 广州: 广东人民出版社, 2000.

[5] 黄枫. 岭南骨伤名家蔡荣对杉树皮夹板治疗骨折的贡献 [J]. 新中医, 2015, 46（10）: 8-10.

[6] 刘小斌, 陈虹. 岭南近代著名医家何竹林正骨医粹 [J]. 中华中医药学刊, 2008, 26（1）: 16-17.

[7] 陈凯佳, 刘小斌. 岭南李氏骨伤学术流派传承脉络及主要学术成就 [J]. 广州中医药大学学报, 2014, 31（1）: 150-153.

[8] 陈博来, 邓晋丰. 活血化瘀中药对大鼠脊髓损伤后血管内皮素及功能恢复的实验研究 [J]. 新中医, 2005（10）: 94-96.

[9] 王羽丰, 邓晋丰, 谭明生, 等. 肾骨安治疗脊髓型颈椎病疗效及其与血清内皮素关系的实验研究 [J]. 中医正骨, 2000 (12): 3-6+63.

[10] 王慧敏, 谭明生, 杨洪艳, 等. 中药对实验性脊髓损伤早期ET 与 NO 的影响 [J]. 中医正骨, 2002 (11): 5-6+63.

[11] 王慧敏, 谭明生, 杨洪艳, 等. 脊椎治疗方治疗大鼠脊髓损伤的实验研究 [J]. 中国医药学报, 2003 (04): 206-208+235.

[12] 王慧敏, 谭明生, 杨洪艳, 等. 中药治疗大鼠急性脊髓损伤的初步实验观察 [J]. 中日友好医院学报, 2002 (Z1): 304-307+370.

[13] 葛鸿庆, 林定坤, 陈文治, 等. 补肾活血方对脊髓型颈椎病动物模型 VEGF 及其 mRNA 表达的影响 [J]. 新中医, 2009, 41 (02): 107-108.

[14] Zhuang Z, Ye G, Huang B. Kaempferol Alleviates the Interleukin-1β-Induced Inflammation in Rat Osteoarthritis Chondrocytes via Suppression of NF-κB [J]. Medical Science Monitor International Medical Journal of Experimental & Clinical Research, 2017, 23: 3925-3931.

[15] Jia S, Zhang T, Xiong Z, et al. In Vivo Evaluation of a Novel Oriented Scaffold-BMSC Construct for Enhancing Full-Thickness Articular Cartilage Repair in a Rabbit Model [J]. PLoS ONE, 2015, 10 (12): e0145667.

参考文献

[16] Maria Jose, Alcaraz MJ, Megias J, et al. New molecular targets for the treatment of osteoarthritis [J] .Biochemical Pharmacology, 2010, 80: 13–21.

[17] Han S H, Kim Y H, Park M S, et al. Histological and biomechanical properties of regenerated articular cartilage using chondrogenic bone marrow stromal cells with a PLGA scaffold in vivo [J] . Journal of Biomedical Materials Research Part A, 2010, 87A (4): 850–861.

[18] Chen FH, Tuan RS. Mesenchymal stem cells in arthritic diseases [J] . Arthritis Res Ther, 2008, 10 (5): 223.

[19] Grammatikakis I, Abdelmohsen K, Gorospe M. Posttranslational control of HuR function [J] . Wiley Interdisciplinary Reviews: RNA, 2016.

[20] Fan H, Zhao G, Liu L, et al. Pre–treatment with IL–1 β enhances the efficacy of MSC transplantation in DSS–induced colitis [J] . 中国免疫学杂志: 英文版, 2012, 9 (6): 473–481.

[21] Aguado A, Rodríguez, C, Martínez–Revelles, S, et al. HuR mediates the synergistic effects of angiotensin II and IL–1 β on vascular COX–2 expression and cell migration [J] . British Journal of Pharmacology, 2015, 172 (12): 3028–3042.

[22] Broekman W, Amatngalim GD, Mooij–Eijk YD, et al. TNF– α and IL–1 β –activated human mesenchymal stromal cells increase airway epithelial wound healing in vitro via

activation of the epidermal growth factor receptor [J].
Respiratory Research, 2016, 17 (1): 3.

[23] Ciais D, Cherradi N, Bailly S, et al. Destabilization of vascular endothelial growth factor mRNA by the zinc-finger protein TIS11b [J]. Oncogene, 2004, 23 (53): 8673-8680.

[24] Yoo P S, Mulkeen A L, Cha C H. Post-transcriptional regulation of vascular endothelial growth factor: implications for tumor angiogenesis [J]. World J Gastroenterol, 2006, 12 (31): 4937-4942.

[25] Ge J, Chang N, Zhao Z, et al. Essential Roles of RNA-binding Protein HuR in Activation of Hepatic Stellate Cells Induced by Transforming Growth Factor-β 1 [J]. Scientific Reports, 2016, 6: 22141.

[26] Zhang X, Zou T, Rao JN, et al. Stabilization of XIAP mRNA through the RNA binding protein HuR regulated by cellular polyamines [J]. Nucleic Acids Res. 2014 Apr; 42 (6): 4143.

[27] Longobardi L, O'rear L, Aakula S, et al. Effect of IGF-1 in the chondrogenesis of bone marrow mesenchymal stem cells in the presence or absence of TGF-beta signaling [J]. J Bone Miner Res, 2006, 21 (4): 626-636.

[28] Worster AA, Nixon AJ, Brower-Toland BD, et al. Effect of transforming growth factor beta on chondrogenic differentiation

of cultured equine mesenchymal stem cells [J]. Am J Vet Res,
2000, 61 (9): 1003-1010.

[29] Abdel-Magid A F. Modulation of the Inhibitors of Apoptosis
Proteins (IAPs) Activities for Cancer Treatment [J]. ACS
Med ChemLett, 2017, 8 (5): 471-473.

[30] Hou Y, Allan L A, Clarke P R. Phosphorylation of XIAP by
CDK1-cyclin-B1 controls mitotic cell death [J]. J Cell Sci,
2017, 130 (2): 502-511.

[31] Prabhu K S, Siveen K S, Kuttikrishnan S, et al. Targeting of
X-linked inhibitor of apoptosis protein and PI3-kinase/AKT
signaling by embelin suppresses growth of leukemic cells [J].
PLoS One, 2017, 12 (7): e180895.

[32] Hikami S, Shiozaki A, Kitagawa-Juge M, et al. The Role
of cIAP1 and XIAP in Apoptosis Induced by Tumor Necrosis
Factor Alpha in Esophageal Squamous Cell Carcinoma Cells [J].
Dig Dis Sci, 2017, 62 (3): 652-659.

[33] Bohm B, Hess S, Krause K, et al. ADAM15 exerts an
antiapoptotic effect on osteoarthritic chondrocytes via up-
regulation of the X-linked inhibitor of apoptosis [J]. Arthritis
Rheum, 2010, 62 (5): 1372-1382.

[34] Simons M, Beinroth S, Gleichmann M, et al. Adenovirus-
mediated gene transfer of inhibitors of apoptosis protein delays
apoptosis in cerebellar granule neurons [J]. J Neurochem,

1999, 72（1）: 292-301.

[35] Van Themsche C, Chaudhry P, Leblanc V, et al. XIAP gene expression and function is regulated by autocrine and paracrine TGF-beta signaling [J]. Mol Cancer, 2010, 9: 216.

[36] Durie D, Lewis S M, Liwak U, et al. RNA-binding protein HuR mediates cytoprotection through stimulation of XIAP translation [J]. Oncogene, 2011, 30（12）: 1460-1469.

[37] 李楠，王和鸣，李文顺，等. 龟鹿二仙胶汤含药血清对兔体外 BMSCs 向软骨细胞分化的干预作用 [J]. 上海中医药大学学报，2007, 21（6）: 58-61.

[38] 徐凌霄，王芳，郭明，等. 左归饮对间充质干细胞向软骨细胞分化过程中 II 型胶原及蛋白多糖基因表达的影响 [J]. 中国中西医结合杂志，2011, 3（12）: 1662-1668.

[39] 中华医学会骨科学分会关节外科学组. 骨关节炎诊疗指南（2018年版）[J]. 中华骨科杂志，2018, 38（12）: 705-715.